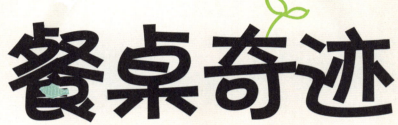

餐桌奇迹
健康、聪明成长餐

揭开食物营养密码 | 讲述健康饮食技巧 | 解析孩子营养方案

方玉 龚丽青 ◎ 编著

电子工业出版社
Publishing House of Electronics Industry
北京·BEIJING

未经许可,不得以任何方式复制或抄袭本书之部分或全部内容。
版权所有,侵权必究。

图书在版编目(CIP)数据

餐桌奇迹. 健康、聪明成长餐 / 方玉, 龚丽青编著. —北京:电子工业出版社,2016.1
ISBN 978-7-121-27488-6

Ⅰ. ①餐… Ⅱ. ①方… ②龚… Ⅲ. ①少年儿童-饮食营养学 Ⅳ. ①R155.1

中国版本图书馆CIP数据核字(2015)第258103号

策划编辑:张 轶
责任编辑:张 轶
印   刷:中国电影出版社印刷厂
装   订:中国电影出版社印刷厂
出版发行:电子工业出版社
     北京市海淀区万寿路173信箱   邮编:100036
开   本:710×1000 1/16   印张:10   字数:156千字
版   次:2016年1月第1版
印   次:2016年1月第1次印刷
定   价:39.80元

凡所购买电子工业出版社图书有缺损问题,请向购买书店调换。若书店售缺,请与本社发行部联系,联系及邮购电话:(010)88254888。

质量投诉请发邮件至zlts@phei.com.cn,盗版侵权举报请发邮件至dbqq@phei.com.cn。

服务热线:(010)88258888。

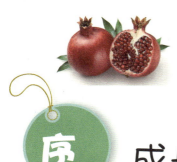
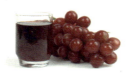
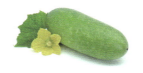

序 成长，以吃为伴

对父母来说，孩子是家庭的希望；对国家来说，孩子是祖国的未来。健康、聪明的孩子是为人父母最期待的。有些父母使出浑身解数，给孩子购买各种的营养品吃，可是孩子的身体状况还是不尽如人意。其实，父母大可不必这样做。

有调查研究指出，学会合理的饮食，既可以让孩子变得聪明，也能让其身强体健。因为合理的饮食、充足的营养元素是孩子获得强健身体的关键。换句话说，吃对了，孩子的身体才会更加健康。毕竟，孩子的成长是离不开食物的。

波士顿图夫特大学人类营养研究中心能量与代谢研究室主任苏珊·罗伯特博士说："人在儿童时期所吃的食物，对我们的身体和健康产生的影响不仅局限于当下，还会包括以后几十年甚至是一生。"由此可见，伴随孩子一生的健康食物和良好的饮食习惯对于孩子来说是多么重要。

因此，父母特别关注孩子的饮食和营养摄取，在孩子吃饭方面大做文章，主要就是为了让孩子能吃到健康的食物，并养成良好的饮食习惯。不过爱子心切的父母很容易会因此而走入歧途。为了帮助父母避免好心办了坏事，我们撰写了本书。本书针对的是6～12岁的孩子，从七大方面入手——食物中的营养元素分析、处理新鲜食物的方法和如何烹饪更美味、如何让孩子获得聪慧的大脑、如何让孩子长高、如何提升孩子的免疫力、如何改善恶视力以及如何远离肥胖和消瘦，阐释了如何让孩子获得全面的营养和健康的体魄。

一些专家指出，对于外表看上去健康而身体却缓慢出现各种病症的孩子，父母就要考虑进行一场饮食改革，从根本上改变孩子的饮食结构，帮助孩子找出真正适合他的食物，并从这些食物中获得营养。而本书就是最适合帮助父母进行这样一场革命的书籍。

这是一本帮助父母喂养出健康、聪明孩子的宝典。利用本书，父母既可以帮助孩子选择正确、健康的食物、合理搭配饮食，同时还能帮助父母解答疑难。真心希望，本书能帮助天下父母喂养出体魄健康，聪慧漂亮的孩子！

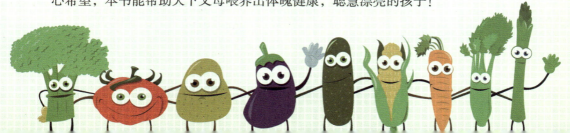

目录 contents

Part 1 藏在食物里的秘密，了解它们，更了解孩子的健康

瞧，这些都是成长必不可少的营养素

NO.1　选择优质蛋白质，这样更有利于孩子吸收　2

NO.2　没有碳水化合物，孩子的身体会很"无力"　4

NO.3　孩子肠胃不好，别乱吃药，不妨让膳食纤维来帮忙　6

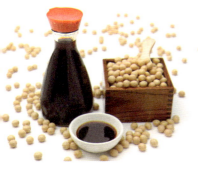

NO.4　好脂肪？坏脂肪？吃对了，孩子就会远离肥胖　8

NO.5　卵磷脂对孩子的大脑有养护功效　11

NO.6　促进智力发育，别少了牛磺酸　13

NO.7　维生素A是眼睛的"守护神"　15

NO.8　吃好维生素C，孩子的抗病能力更强　17

NO.9　除了遗传因素外，孩子的身高还与维生素D有关　19

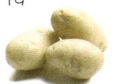

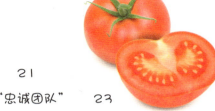

NO.10 维生素E能维持孩子大脑活力　21
NO.11 B族维生素是守护孩子健康的"忠诚团队"　23
NO.12 如果身体缺了钙，孩子的骨骼就无法正常发育　28

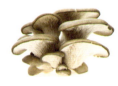

NO.13 铁是身体的"造血剂"，让孩子拥有好气色　30
NO.14 孩子成长要用"锌"，这样身体发育才更健康　32
NO.15 孩子老生病，需要从食物中获取硒，全面提高免疫力　34

食物的颜色不同，营养功效也不同呢

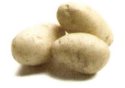

NO.1 绿色食物是"清道夫"，帮助孩子清除体内垃圾　37
NO.2 红色食物活力十足，孩子吃了也会精神抖擞　40
NO.3 橙黄色食物是强化视力的"专家"，好视力有好保障　42

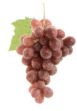

NO.4 蓝紫色食物是不可多得的健康食物，具有强大的抗氧化能力　44
NO.5 白色食物为孩子打造健康的"堡垒"，有效抵挡病菌入侵　46
NO.6 黑色食物是滋补、强身的"营养师"，让孩子拥有好体魄　48

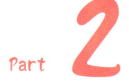

Part 2 想让孩子吃得健康，基础工作不能少

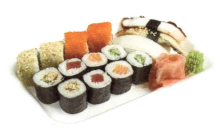

在不同的年龄段，父母要了解孩子的身体发育特点

NO.1　孩子4~6岁身体发育特点，这些营养不可缺　52

NO.2　孩子7~9岁身体发育特点，需要这些营养元素　54

NO.3　孩子10~12岁身体发育特点，这些营养元素不能少　56

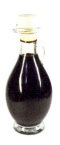

五花八门的调味品，用起来有大学问

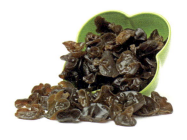

NO.1　盐吃多了会为孩子埋下健康隐患　59

NO.2　不同类型的食用油有不同的营养功效　61

NO.3　醋能开胃，但是别让孩子空腹吃醋　64

NO.4 烹饪时用点料酒,可以促进孩子身体发育　　66
NO.5 生活中还有其他调味品,使用时要注意　　67

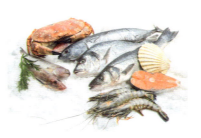

巧妙处理食物,孩子吃得更开心、更健康

NO.1 清洗方式不对,会造成食物营养流失　　70
NO.2 吃不完的食物这样保存,留住新鲜和营养　　73

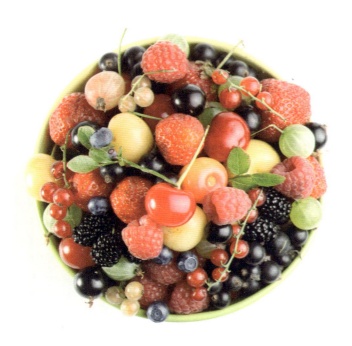

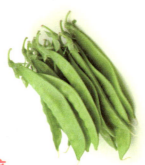

Part **3** 选对食材，
孩子轻松吃出最强大脑

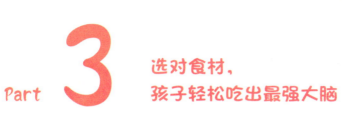

NO.1　相比较而言，大脑更喜欢碱性食物　78
NO.2　想让大脑变灵敏，要提高抗氧化能力　80
NO.3　能带来快乐的食物，让大脑学习效率更高　81

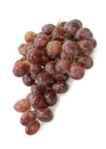

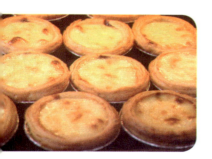

NO.4　好食物吃出好记忆，每个孩子都很聪明　83
NO.5　大脑累了要休息，助眠食物少不了　86

NO.6　大脑渴了，要选择越喝越健康的饮品　88
NO.7　要考试了，为孩子做一些营养餐　90

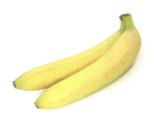

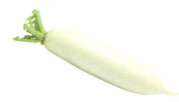

Part 4 饮食稍作改变，孩子拥有令人羡慕的身高

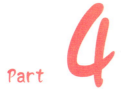

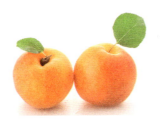

NO.1　饮食习惯是影响孩子身高的重要因素之一　　96
NO.2　孩子骨质脆弱，要注意补充增加骨骼韧性的食物　　98
NO.3　通过饮食改善新陈代谢，长高个儿不难　　100

NO.4　孩子出现"生长痛"，可以这样改善饮食　　102
NO.5　参加体育运动期间，这样为孩子补充营养　　104

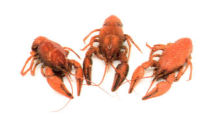

Part **5** 拒绝肥胖与消瘦，标准的体型才健康

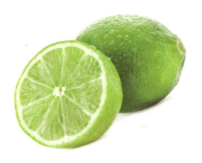

NO.1 别再说"孩子胖点儿可爱"了，当心儿童肥胖症　108
NO.2 "豆芽菜"体型不健康，帮孩子找出消瘦的原因　111
NO.3 多吃促进消化的食物，让孩子排出多余脂肪　113

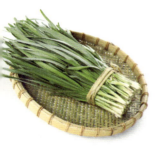

NO.4 合理搭配饮食，能加速脂肪消耗　114
NO.5 戒掉甜果汁、碳酸饮料，选择健康的饮品　116

NO.6 身材消瘦的孩子，可以吃一些激发食欲的食物　118
NO.7 适当加餐，掌握基本的健康准则　119

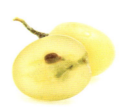

Part **6** 为双眼补充能量，
好视力不需要戴眼镜

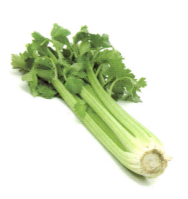

NO.1 是什么在威胁孩子的视力　　122

NO.2 改掉不良的生活习惯，还孩子好视力　　123

NO.3 眼病不是小病，选对预防眼病的食物　　125

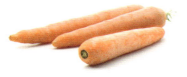

NO.4 吃对食物，改善孩子视力模糊的现象　　126

NO.5 孩子眼睛干涩，这些食物可以滋润双眼　　128

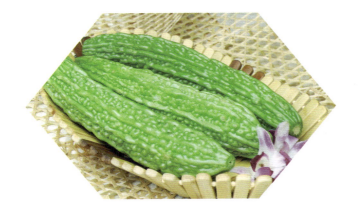

Part 7 摆脱体弱多病的烦恼，吃出优质免疫力

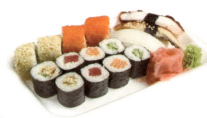

NO.1 食物是孩子最好的医生，从小养成良好的饮食习惯很重要　132

NO.2 吃一些抗菌杀菌的食物，增强身体抗病能力　134

NO.3 润肺的食物能改善呼吸系统，减少呼吸疾病的困扰　135

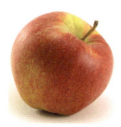

NO.4 让血液循环保持畅通，将营养运送到身体的每个角落　136

NO.5 心脏是身体的核心，多吃一些保护心脏的食物　137

NO.6 吃富含膳食纤维的食物，有效改善孩子的肠胃功能　138

NO.7 粗粮养出精细的皮肤，健康肌肤更容易抵挡外界侵害　139

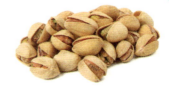

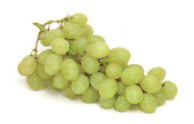

附录
不同阶段的儿童生长发育指标

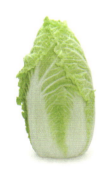
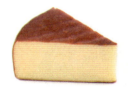

NO.1　1～6岁，儿童生长发育指标对照表　　142

NO.2　7～12岁，儿童生长发育指标对照表　　145

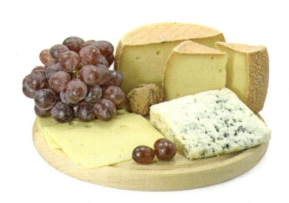

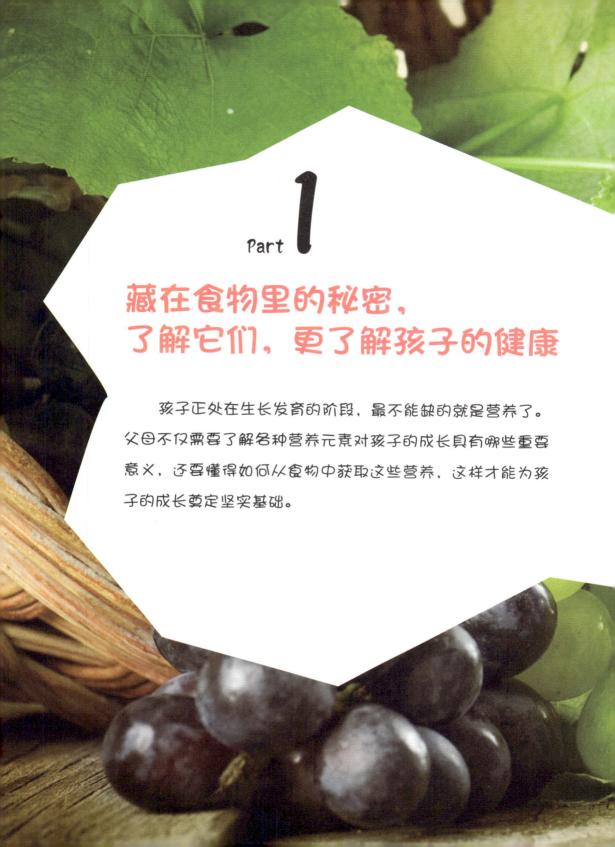

Part 1

藏在食物里的秘密，了解它们，更了解孩子的健康

孩子正处在生长发育的阶段，最不能缺的就是营养了。父母不仅需要了解各种营养元素对孩子的成长具有哪些重要意义，还要懂得如何从食物中获取这些营养，这样才能为孩子的成长奠定坚实基础。

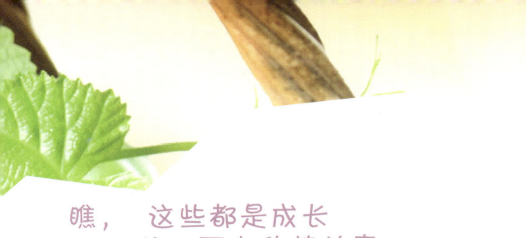

瞧，这些都是成长必不可少的营养素

食物中含有多种营养元素，蛋白质、维生素、碳水化合物、膳食纤维、卵磷脂以及钙、铁、磷，等等。父母要知道，营养元素是孩子身体生长和发育的动力以及源泉。只有获取了均衡的营养，孩子的身体才能全面、健康地成长。在这里，我们就为大家逐一详细地介绍不同营养元素的不同功效和作用，方便父母了解营养元素对孩子成长的意义，并掌握从食物中获得所需营养元素的方法。

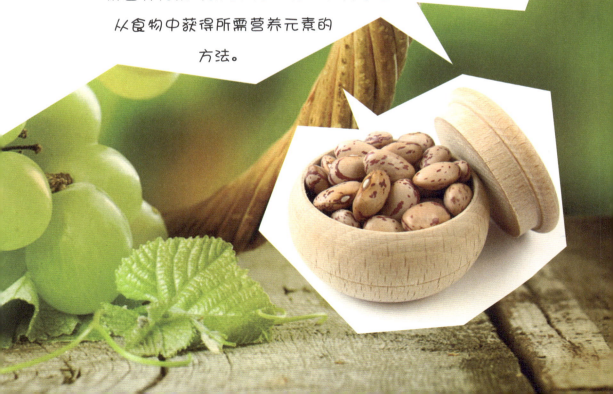

NO.1 选择优质蛋白质，这样更有利于孩子吸收

蛋白质为孩子身体的正常发育提供着充足的"能量"，而父母也想要孩子从食物中摄入优质的蛋白质。但是生活中，孩子每天摄入的蛋白质种类都不同，究竟如何才能让孩子从食物中摄入优质的蛋白质呢，这些蛋白质对孩子的成长又有怎样的好处呢？下面我们就听听营养专家是怎么说的吧！

蛋白质的"本领"可不小

★ **构成和修补人体组织，为孩子的身体成长提供能量。**

蛋白质是构成人体结构和修补组织细胞的必要成分，能为体内细胞的更新提供动力，帮助处于身体生长和发育阶段的孩子打造坚实的体魄。

★ **提升生命活力，让孩子少生病。**

蛋白质在参与和构成人体各类生命的活性物质中发挥着重要的作用，不但有利于人体各器官维持正常的工作，还能提升孩子抗病的能力哦！

★ **为身体提供能量，让孩子更有活力。**

蛋白质能让孩子体内的酸碱度处于平衡状态，使其身体充满能量，从而提升孩子的活力。

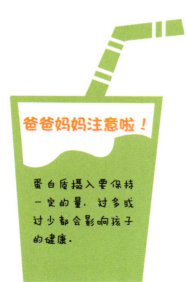

爸爸妈妈注意啦！

蛋白质摄入要保持一定的量，过多或过少都会影响孩子的健康。

让孩子摄入充足的蛋白质吧

人体对蛋白质的需求是由蛋白质的含量以及它所含氨基酸的种类和比例决定的，而氨基酸是蛋白质的基本组成单位。除了母乳，自然界中没有一种食物蛋白质中含有的氨基酸种类和比例是完全符合人体所需的。只有通过蛋白质的相互补充来提升其营养价值，也就是将两种或两种以上食物蛋白质混合后食用，其中所含有的必需氨基酸取长补短，相互补充，达到较好的比例。不过在混合之前，我们需要知道孩子每日的摄入量，只有这样，混合起来才能更科学合理。下面就看看如何计算吧！

★ 孩子每天摄入蛋白质的量（克）= 蛋白质的指数 × 体重（千克）

表 1-1　人体蛋白质指数表

年龄	1～3岁	4～6岁	7～10岁	11～14岁	15～18岁	>19岁
指数	1.80	1.49	1.21	0.99	0.88	0.79

根据上面的公式和表格，我们就能计算出孩子每日所需蛋白质的量了，混合时也就更加科学合理了。一般来说，最有效的方法是将动物性蛋白质和植物性蛋白质按照3:7的合理比例混合搭配。

蛋白质按照食物来源分为动物性蛋白质和植物性蛋白质。前者中，以新鲜瘦肉中的蛋白质最优，后者以大豆的蛋白质含量和利用率最好。不过动物性蛋白质尤其是新鲜瘦肉的蛋白质比植物性蛋白质更优，也更利于人体吸收。

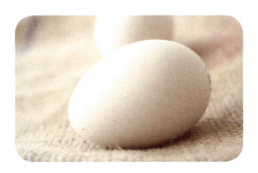

NO.2 没有碳水化合物，孩子的身体会很"无力"

碳水化合物是人体不可缺少的营养物质，对孩子的成长发育起着关键作用。如果孩子摄入过量或者太少的碳水化合物，身体必然会出现一系列问题。既然如此，父母对碳水化合物就要有一定的了解，并掌握它对孩子的身体生长有着怎样的益处，只有这样才能让孩子的身体处于健康状态。

碳水化合物对孩子的"影响力"

碳水化合物是一种糖类化合物，葡萄糖、淀粉以及纤维素等都属于此列。摄入过量或者不足，都会对孩子的身体造成严重影响。

★ **摄入过量糖类物质，孩子易肥胖。**

健康人碳水化合物的摄入量应约为总能量摄入的50%～60%，不宜食用过多的糖和甜食，应以含有复杂碳水化合物的谷类为主，如大米、面粉、红豆、绿豆等各种豆类。由于碳水化合物营养密度不高，食用含过多碳水化合物的食物容易导致营养缺乏，并且过多的碳水化合物可以转化为脂肪，长期过量会增加肥胖的危险性。

★ **糖类摄入不足，孩子身体各方面指标下降。**

孩子摄入的糖类物质过少，也会对身体产生不良影响，出现疲劳、易怒、头晕眼花、失眠、焦虑、敌对行为、过度口渴、抑郁、哭泣以及视力下降等症状。

让孩子摄入充足的碳水化合物吧

为了能让葡萄糖为孩子的身体提供均衡的"服务",专家为父母支了几招,一起来看看吧!

★ **选择没有加工的天然食物。**

天然食物包括全麦谷物类、新鲜水果和蔬菜等,每天食用的水果和蔬菜要在5份以上。之所以如此,是因为上述天然食物中富含膳食纤维,它能够延缓血糖上升的速度,降低胆固醇,预防肥胖。

★ **避免吃添加糖类的食物。**

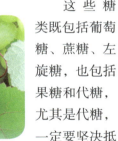

这些糖类既包括葡萄糖、蔗糖、左旋糖,也包括果糖和代糖,尤其是代糖,一定要坚决抵制,因为它会让孩子偏爱甜食,形成难以改变的口味,从而危害孩子的健康。

★ **把蛋白质和碳水化合物搭配食用。**

在孩子吃含碳水化合物较高的食物时搭配上一些高蛋白质的食物,能有效减缓人体对碳水化合物的吸收,从而缓解糖类对身体造成的不良影响。

★ **选择新鲜果汁,用果汁给谷物类食物充当甜味剂。**

在选择果汁时,一定要挑选新鲜的,而且在食用时要将果汁浓度稀释到原来的1/2以下,这样会让血糖负荷减半哦!推荐还是以食用新鲜水果为主,果汁为辅。

★ **鼓励孩子吃早餐。**

均衡营养的早餐能让孩子的血糖水平处于平稳状态,使其集中注意力上课,也能提升孩子的记忆力,所以父母一定要为孩子准备营养丰盛的早餐哦!

★ **让孩子尽量少饮含有咖啡因的饮料或食物。**

咖啡因具有兴奋神经,缓解疲劳的作用,但是咖啡因会影响碳水化合物的新陈代谢,所以不能过量饮用含咖啡因的饮料和食物。

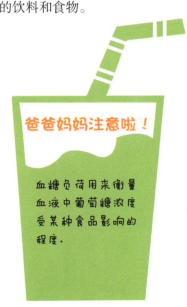

爸爸妈妈注意啦!

血糖负荷用来衡量血液中葡萄糖浓度受某种食品影响的程度。

NO.3 孩子肠胃不好,别乱吃药,不妨让膳食纤维来帮忙

孩子最近又便秘了,该怎么办呢?吃药,错!孩子之所以肠胃会不好,多半是身体内缺少了膳食纤维。膳食纤维是什么,它对孩子正在生长的身体有哪些作用,父母又该如何为孩子选择含有膳食纤维的食物呢?针对这些问题,我们给出了下面的答案。

膳食纤维的"本领"可不小

要想了解膳食纤维的"本领",首先要知道什么是膳食纤维。虽然科学界对它没有准确的定义,不过人们往往将人体消化道酵素无法分解的多糖类和木质素称为膳食纤维。它可是被科学界称为"人体第七大营养素"哦!

★ **防止便秘,让孩子大便畅快。**

膳食纤维能促进肠道蠕动,缩短食物停留在肠道内的时间,还能让大便变软,利于大便排出,从而也减少消化系统疾病的发生。如果孩子出现了便秘,不妨吃一些富含膳食纤维的食物来缓解便秘的症状。

★ **帮助减肥,让孩子远离肥胖困扰。**

人在食用膳食纤维后会产生饱腹感,此时食欲降低,减少了摄入身体的食物量,从而减少热量的吸收,又能将肠道内多余的糖分和油脂排出体外,进

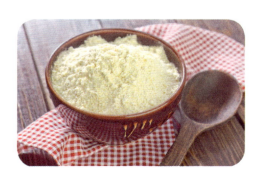

而达到一定的减肥目的。但过量的膳食纤维在肠道容易膨胀，引起胃肠胀气、不适或者腹泻，影响食欲和营养素的吸收。因此，添加一定要循序渐进。

★ **促进钙吸收，让骨骼更强健。**

膳食纤维中水溶性膳食纤维能促进肠道吸收钙元素，让体内钙平衡，提升骨密度，使孩子的骨骼更加强壮。

★ **改善口腔和牙齿功能，让孩子远离口腔疾病。**

吃含有膳食纤维的食物会让口腔内的肌肉和牙齿得到咀嚼锻炼的机会，经常食用此类食物，不但能让口腔长久清洁，还能改善口腔功能。

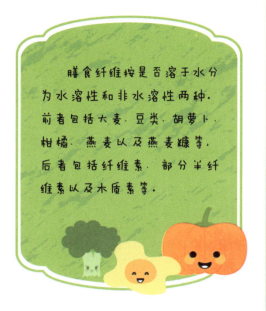

膳食纤维按是否溶于水分为水溶性和非水溶性两种。前者包括大麦、豆类、胡萝卜、柑橘、燕麦以及燕麦糠等，后者包括纤维素、部分半纤维素以及木质素等。

让孩子摄入充足的膳食纤维吧

只有选对吃好，才能让膳食纤维的功效充分发挥出来。为了让孩子能吃到更多含有膳食纤维的食物，也为了帮助父母解决挑选难题，我们特意为大家推荐了一些富含膳食纤维的食物哦！

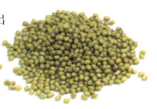

表1-2　富含膳食纤维的食物表

蔬菜类	茄子，蕨菜，菜花，菠菜、芥蓝等绿叶菜，海菜以及根茎类蔬菜等
水果类	无花果、梨、苹果、石榴、桑葚、枣等
谷物类	干豌豆、扁豆、黑豌豆、青豆、大麦、燕麦等

NO.4 好脂肪？坏脂肪？吃对了，孩子就会远离肥胖

一提到脂肪，人们脑海中会立即产生身材臃肿、不健康的饮食以及慢性疾病幕后黑手的联想。而脂肪的这些负面形象也深刻影响着父母的观念，一些父母甚至会拒绝让孩子摄入脂肪。其实脂肪的概念很复杂，其中既包含对身体有益的成分，也有与疾病相关的部分，所以大家在面对脂肪时要学会一分为二。

脂肪"本领"可不小

脂肪在人体生命活动中是一种必需品，尤其是脂肪中的必需脂肪酸。必需脂肪酸是人体自身无法合成的，但是植物能够合成，如亚油酸和亚麻酸，它是磷脂的重要成分，而磷脂又是细胞膜的主要结构成分，所以必需脂肪酸与身体所有细胞的结构和功能密切相关。下面我们就来看看，必需脂肪酸对人体有哪些功效吧！

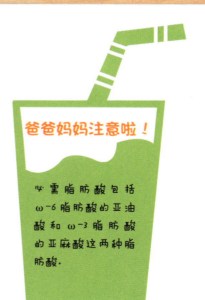

爸爸妈妈注意啦！

必需脂肪酸包括ω-6脂肪酸的亚油酸和ω-3脂肪酸的亚麻酸这两种脂肪酸。

★ **提供身体所需，保持孩子身体健康。**

必需脂肪酸能降低孩子发生过敏、哮喘、湿疹以及各类感染疾病的概率，从而让孩子远离疾病的困扰，拥有健康的体魄。

★ **精神保障，让孩子精神饱满、健康。**

必需脂肪酸能预防或减少孩子发生抑郁、注意力缺陷障碍、孤独症以及记忆力衰退等症状，让孩子用饱满的精神迎接每一天的到来。

★ **维持视力正常，让孩子远离近视。**

必需脂肪酸摄入不足会引起神经或视觉方面的疾病，所以在生活中，为了让孩子拥有一双明亮的眼睛，一定要摄入足够的必需脂肪酸。

让孩子摄入充足的优质脂肪吧

脂肪是人体必需的营养素之一，在供给人体能量方面、人体细胞的构成方面都起着重要作用，除此以外，脂肪在提供脂溶性维生素（A、D、K、E）并促进脂溶性维生素的吸收方面也发挥着至关重要的作用。脂肪摄入过多导致儿童体重上升，引起肥胖以及肥胖相关性疾病，因此我们要选择富含必需脂肪酸的优质脂肪。

★ **吃坚果或植物种子，为孩子补充必需脂肪酸。建议一天20g左右。**

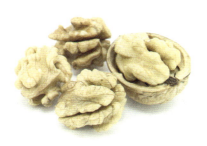

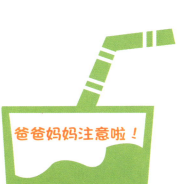

爸爸妈妈注意啦！

生活中，让孩子摄入必需脂肪酸时一定要按照科学合理的比例，可以多摄入一些ω-3脂肪酸。一旦两种必需脂肪酸失衡就很难达到理想的效果。

将植物的种子——亚麻籽、南瓜子、葵花籽以及芝麻等碾碎后掺入谷物中，做成美食就可以了。

★**吃肉食性的冷水鱼，为孩子补充ω-3脂肪酸。**

冷水鱼以沙丁鱼、鲱鱼、鲑鱼等为主，每周做2～3次，让孩子从中获得充足的ω-3脂肪酸。

★**食用冷榨的植物种子油、鱼油或者植物油每天不超过3汤匙。**

用植物调和油来为沙拉调味或者用月见草油等为孩子补充ω-6脂肪酸。鱼油能为孩子补充ω-3脂肪酸。

★**尽量不要吃油炸或者加工的食品。**

油炸食品或者过度加工的食品中含有反式脂肪酸。反式脂肪酸不是天然产物，它是氢化脂肪产生的。人体摄入这些含有反式脂肪酸的食物后，其中的反式脂肪酸或被氧化掉，或掺和到结构脂类中去。研究报道指出，反式脂肪酸摄入量多时可使血浆中坏的胆固醇升高，好的胆固醇下降，增加心血管疾病的危险性。所以家长要尽量减少孩子吃炸鸡块、薯条等垃圾食品的量，同时也要减少用煎炸等方式为孩子烹饪食物。

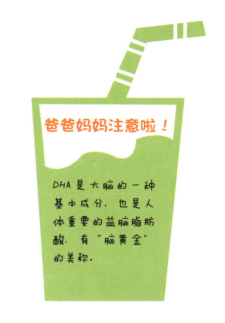

爸爸妈妈注意啦！

DHA是大脑的一种基本成分，也是人体重要的益脑脂肪酸，有"脑黄金"的美称。

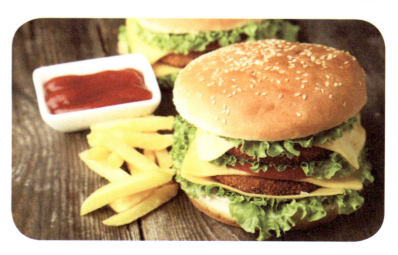

NO.5 卵磷脂对孩子的大脑有养护功效

卵磷脂是大脑和脊髓的主要构成成分之一，有促进大脑发育、提升记忆力等功效。卵磷脂对养护大脑发挥着如此重要的作用，那卵磷脂究竟是由什么构成的呢，父母怎样做才能让孩子摄取到适量的卵磷脂呢？

卵磷脂的"种类"可不小

★ **磷脂酰胆碱（PC）。**

卵磷脂中的磷脂酰胆碱生成的基础是胆碱，进入身体后能转化成乙酰胆碱。乙酰胆碱是大脑中枢神经传递信息不能缺少的物质，它能让大脑的反应性和联想性更加灵敏，所以它被看成是大脑思维、记忆和其他智力活动不能缺少的物质，被誉为大脑的"记忆素"。由此可以看出，为孩子补充充足的磷脂酰胆碱是非常有必要的。

★ **磷酯酰丝氨酸（PS）。**

卵磷脂中的磷酯酰丝氨酸生成的基础是丝氨酸，食用后能给孩子带来意想不到的效果。之所以如此，那是因为磷酯酰丝氨酸能让大脑细胞之间的交流和联系得到加强，而这对大脑来说是至关重要的。如果给一个学习有障碍的孩子补充磷脂营养，那孩子的学习能力可能会得到极大提升哦！

让孩子摄入充足的卵磷脂吧

★ **向食物中添加卵磷脂营养品。**

卵磷脂营养品有卵磷脂颗粒或者胶囊，妈妈可以在孩子的食物中添加一汤匙卵磷脂或者含有磷脂酰胆碱的卵磷脂，这样能很好地满足孩子身体对卵磷脂的需求。

★ **每天早上吃一枚鸡蛋。**

妈妈可以把鸡蛋（尤其是散养母鸡的鸡蛋）做成荷包蛋、炒鸡蛋或者煮鸡蛋让孩子食用，但是最好不要煎，否则孩子食用过量油脂，很有可能会导致身体肥胖。

★ **适当吃一些含有卵磷脂的动物肝脏。**

动物肝脏中磷脂酰丝氨酸含量丰富，不过食用时要适量，以免孩子摄入过多的胆固醇，反而影响身体健康。

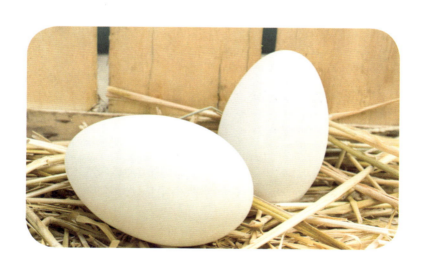

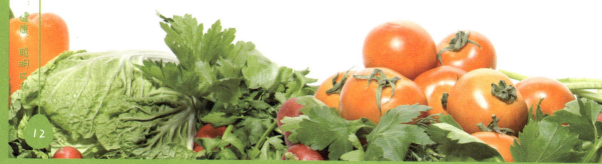

NO.6 促进智力发育，别少了牛磺酸

食物中的某种营养物质往往会对孩子的智力产生深远影响，比如牛磺酸。说到牛磺酸，很多人也许并不熟悉，不过大家只要看看奶制品添加剂成分表就能发现它的身影。牛磺酸作为一种特殊的氨基酸，对孩子的大脑尤其智商的发育有着不可替代的作用。

牛磺酸的"本领"可不小

★ **促进脑组织发育，提升孩子智力。**

牛磺酸在大脑中含量丰富，分布广泛，在促进孩子神经系统发育、脑组织细胞分化和增生方面起着关键作用。要想孩子的智商得到提升，日常生活中多吃含有牛磺酸的食物是很有必要的。

★ **提升神经传导能力，让孩子拥有明亮的眼眸。**

孩子多吃一些含牛磺酸的食物，能让眼睛保持敏锐的视力，而一旦缺少此物质，很有可能对视网膜功能产生不良影响，进而影响视力。

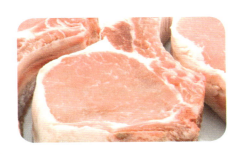

★ **改善记忆力，让孩子记得更准确。**

为孩子补充适量的牛磺酸，不但可以提升记忆的速度，还能够提升记忆

的准确性。不仅如此，它在对抗神经细胞衰老方面也发挥着重要作用。

牛磺酸的"本领"很强，它还能提升身体免疫力、预防眼部疾病哦！

让孩子摄入充足的牛磺酸吧

★ **适量吃些动物脏器，提升孩子的智力。**

动物脏器，尤其是哺乳动物的脏器含牛磺酸很多。不过父母在让孩子食用时一定要控制好量，以免摄入大量胆固醇，影响孩子的身体健康。

代表食物： 动物心脏、大脑、肝脏以及牛肉等。

★ **海洋动物体内的牛磺酸不容忽视。**

海洋动物体内牛磺酸的含量非常丰富，尤其是背部发黑的部位，牛磺酸的含量要比白色部位高 5～10 倍哦！要想身体更容易吸收牛磺酸，那不妨做成鱼贝类的汤，随着饭菜一起吃。

代表食物： 墨鱼、章鱼、虾、牡蛎、蛤蜊、海螺、沙丁鱼、青花鱼、竹荚鱼等。

★ **海菜，孩子补充牛磺酸不错的选择。**

海菜中牛磺酸的含量非常高，常被用来提取天然牛磺酸哦！在生活中，父母不妨为孩子制作一碗美味的紫菜蛋花汤，这样就能为孩子补充身体所需的牛磺酸了。

代表食物： 紫菜、海带等。

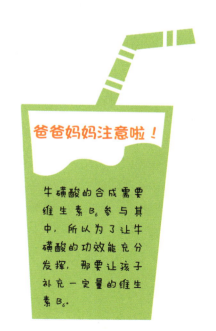

爸爸妈妈注意啦！

牛磺酸的合成需要维生素 B_6 参与其中，所以为了让牛磺酸的功效能充分发挥，那要让孩子补充一定量的维生素 B_6。

NO.7 维生素A是眼睛的"守护神"

孩子最近总是用手揉眼睛，眼科医生说是眼睛模糊的原因。为什么孩子的眼睛会变得模糊呢？除了用眼方法不正确外，身体内缺少眼睛所需的某种营养物质也是一个重要原因，其中之一便是维生素A。那父母应该如何为孩子补充维生素A呢？

维生素的"本领"可不小

维生素A，化学名为视黄醇，是一种脂溶性的维生素。作为它前体物质的β-胡萝卜素，在进入人体后会转化成维生素A。接下来我们看看它的"本领"。

★ **保护视网膜，守护孩子的眼睛。**

维生素A直接参与了视觉神经细胞的代谢过程，从而让视网膜的功能正常发挥。如果孩子出现了视力模糊的情况，不妨在孩子的饮食中多加入一些富含维生素A的食物吧！

★ **促进骨骼、牙齿生长，让孩子的骨骼、牙齿更健康。**

维生素A可以促进体内蛋白质的合成和骨细胞的分化，让骨骼和牙齿有充足的养分健壮生长。在孩子骨骼和牙齿生长的阶段，摄入充足维生素A是必不可少的哦！

★ **提升大脑判断能力，增强孩子的记忆力。**

维生素A的前体物质β-胡萝卜素在抗氧化方面有一定作用，能将体内损伤神经细胞的自由基清除掉，从而减缓或降低由自由基的破坏而导致的记忆力减退的症状。

让孩子摄入充足的维生素A吧

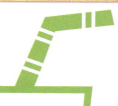

爸爸妈妈注意啦！

维生素A服用过量时，身体会出现过敏、头晕、腹泻、皮肤粗糙、脱发、肝脏水肿、肌肉僵硬等中毒症状哦。

众所周知，不管哪种营养元素，摄入不足和过量都会影响身体健康，那如何才能科学、合理地摄入维生素A呢？

对孩子而言，一天之内吃多少食物才能满足身体对维生素A的需求呢？在弄清楚这个问题之前，我们先来看一张表格，这个表格是我国针对不同人群制定的每日维生素A推荐量。

表1-3 我国推荐的不同年龄段维生素A的日摄入量

摄入量	不同年龄	0~0.5岁	0.5~3岁	4~6岁	7~10岁	11岁以上		妊娠期	哺乳期
						男	女		
每日推荐摄入量（μgRE 微克视黄醇当量）		400	500	600	700	800	700	800~900	1200

虽然上述表格对普通人而言似乎太过专业了，不过从表格的数据中，我们还是可以粗略地对比出不同人群每天摄入维生素A的差异。成年人每天需要的维生素A的量为0.85个柠檬或者1/2根胡萝卜或者是1根芦笋哦！

通过上面的表格我们大致了解了孩子每日需要维生素A的量，接下来我们就看看吃哪些食物可以让孩子获得维生素A吧！

富含维生素A的食物：动物脏器、鱼类、海鲜、鸡蛋、奶油等。

富含胡萝卜素的食物：橙黄色或者绿色蔬菜，像胡萝卜、菠菜、西红柿、柿子椒、红薯、油菜、韭菜等。

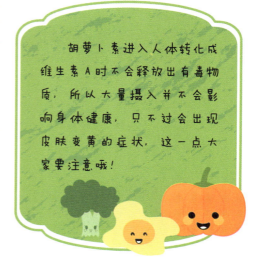

胡萝卜素进入人体转化成维生素A时不会释放出有毒物质，所以大量摄入并不会影响身体健康，只不过会出现皮肤变黄的症状，这一点大家要注意哦！

NO.8 吃好维生素C，孩子的抗病能力更强

每当季节交替，流感来袭，孩子免不了感冒一场，既伤身体又耽误学业。为什么孩子总是首当其冲呢？究其原因是孩子身体免疫力差。那如何提高孩子的抗病能力呢？不妨吃一些富含维生素C的食物吧！接下来我们就来认识一下维生素C。

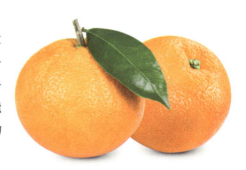

维生素C的"本领"可不小

维生素C是一种水溶性维生素，能有效预防坏血病，又被称作抗坏血酸。它是人体不可缺少的营养元素，对孩子的生长发育有重要作用。

★ **提升免疫力，增强孩子的抗病能力。**

维生素C能够增加白血球吞噬细菌的能力，而且它还参与免疫球蛋白合成，能够改善人体的免疫系统，提高人体免疫力。

★ **预防牙龈出血，让孩子的牙齿更健康。**

维生素C在胶原蛋白的合成和巩固细胞组织方面有一定作用，能让牙齿、骨骼强健，达到预防牙龈出血的目的。

★ **促进身体吸收铁元素，预防孩子贫血。**

维生素C能够促进吸收食物中的铁元素，还能将原来的三价铁还原成亚铁，更利于孩子吸收，从而有效预防贫血。

让孩子摄入充足的维生素C吧

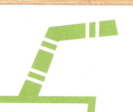

爸爸妈妈注意啦！

摄入过量维生素C极有可能引起腹泻、恶心、肠绞痛等中毒症状。而缺乏时也会引起坏血病，让身体出现疲倦、长斑等病症哦！

如何为孩子科学补充适量的维生素C呢？这也许是每个父母所关心的问题。不过要解决此问题，我们首先要了解不同人群每日所需的维生素C的量，以确保孩子摄入量在合理的范围内。

表1-4 我国不同人群维生素C每日摄入量

摄入量	不同年龄	0～0.5岁	1岁	4～6岁	7～10岁	11～17岁	18岁以上	妊娠期	哺乳期
每日推荐摄入量（mg 毫克）		40～50	60	70	80	90	100	100～130	130

了解不同年龄段每日需要摄入维生素C的量，就能为孩子选择合适的食物补充了。下面我们就来看看哪些食物中富含维生素C吧！

蔬菜类：红椒、黄椒、柿子、青花菜、芥蓝、菜花等。

水果类：樱桃、番石榴、草莓、橘子、猕猴桃等。

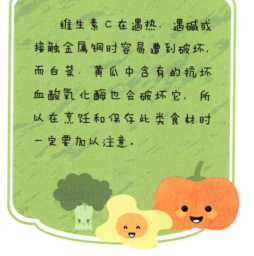

维生素C在遇热、遇碱或接触金属铜时容易遭到破坏，而白菜、黄瓜中含有的抗坏血酸氧化酶也会破坏它，所以在烹饪和保存此类食材时一定要加以注意。

NO.9 除了遗传因素外，孩子的身高还与维生素D有关

父母都希望孩子长高，可是往往事与愿违。此时很多父母会想尽一切方法让孩子增高，然而效果却不明显。这是为何呢？其实虽然遗传因素对身高有一定影响，但是后天充足的营养元素供应也与孩子的身高密不可分，尤其是营养元素维生素D。下面我们就来看看对维生素D的解读吧！

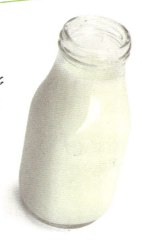

维生素D的"本领"可不小

维生素D是一种脂溶性维生素，又被称作抗佝偻病维生素。在它的家族中，以维生素D_2和维生素D_3最为著名，对身体的作用也最明显。

★ **强壮骨骼，让孩子个子高高的。**

维生素D能促进体内钙、磷的代谢，强壮骨骼，让身体增长。

★ **抗疲劳，让孩子充满活力。**

维生素D缺乏时会让孩子出现疲劳、懒惰的症状哦，这时不妨为孩子补充一些维生素D，便能改善上述症状，让孩子重获活力。

维生素D还可以促进牙齿健全。不过每天一定要摄入足够的量才能达到理想的效果。

让孩子摄入充足的维生素 D 吧

维生素 D 摄入不足，孩子的身体会出现一系列问题，像骨质软化、儿童软骨病、佝偻病等。下面我们就来看看不同年龄段人群每日摄入维生素 D 的量，为补充维生素 D 做好"量"的准备。

表1-5　我国不同年龄人群维生素 D 每日摄入量

摄入量 \ 不同年龄	0～10岁	11～49岁	50岁以上	妊娠期	哺乳期
每日推荐摄入量（μg 微克）	10	5	10	10	10

维生素 D 有两种来源，一种为外源性，依靠食物来源；另一种为内源性，通过阳光紫外线照射下人体皮肤产生。其中，通过食物只能够给人体提供 10% 的维生素 D 的需要量，90% 要通过人体自身合成。推荐儿童在暴露面部与前手臂的条件下，每天能够与阳光接触至少 30 分钟（冬天适当延长至 1～2 小时），这样维生素 D 的摄入量能够基本满足需要。所以，父母要记得多让孩子晒晒太阳。

下面再来看看哪些食物富含维生素 D 吧！

★ 食用富含维生素 D 的食物。

富含维生素 D 的食物：大马哈鱼、虹鳟鱼、金枪鱼、鸡蛋、香蕉、奶油、鸡肝、羊肝等。

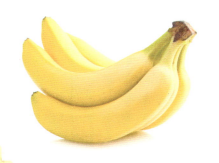

NO.10 维生素E能维持孩子大脑活力

课堂上不乏昏昏欲睡的孩子。课堂上出现这一幕，一方面可能是老师的缘故，另一方面可能是孩子大脑的活力下降了，而这有可能是身体缺少维生素E的缘故哦！为了找到让孩子大脑保持活力的方法，让我们一起来了解一下维生素E吧！

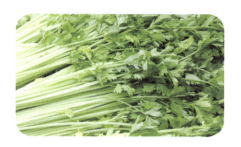

维生素E的"本领"可不小

维生素E是一种脂溶性维生素，又称生育酚，是人类身体不能缺少的维生素之一。一旦缺乏，极有可能造成孩子神经系统紊乱、免疫能力下降哦！

维生素E是一种强大的抗氧化剂，能将体内的自由基清除到体外，抑制大脑中的必需脂肪酸被氧化破坏，从而使大脑的衰老速度下降，让大脑保持在健康活力的工作状态中。另外，补充充足的维生素E还能让大脑的血流量增加，提升记忆力。此外，它还能让孩子的耐久力增强，同时减少腿抽筋的情况。

让孩子摄入充足的维生素 E 吧

每一种营养物质的补充量都有一个限度,一旦超过也会给身体带来伤害。下面我们通过一个表格来了解一下我国不同人群每日推荐摄入的维生素 E 的量。

表 1-6 我国不同年龄人群维生素 E 每日推荐摄入量

不同年龄 摄入量	0～0.5岁	0.5～1岁	1～4岁	4～7岁	7～11岁	11～14岁	14～18岁	50岁以上	妊娠期或哺乳期
每日推荐摄入量（mg 毫克）	3	3	4	5	7	10	14	14	14

了解了每日不同人群的摄入量,下面我们再来看看孩子可以从哪些食物中获得维生素 E。

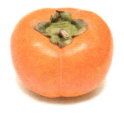

表 1-7 富含维生素 E 的食物一览表

蔬果类	绿叶蔬菜,像莴笋叶、卷心菜、芹菜、辣椒等;橘黄色蔬菜,像西红柿、甘薯、山药等;水果,像猕猴桃等
坚果类	核桃、瓜子、胡桃、杏仁、榛子等
植物油类	玉米油、花生油、豆油、芝麻油、棉籽油等
谷物类	玉米、小麦、燕麦等
肉蛋奶类	奶油、鸡蛋等

NO.11 B族维生素是守护孩子健康的"忠诚团队"

无论对成年人还是对孩子而言，B族维生素在维持人体精神和健康方面都发挥着无法替代的作用。它们属于水溶性营养物质，因此在体内的流失速度也是很快的。它的家庭成员主要有8位，人体或大脑无论少了哪一位的帮忙，都会出现一些不适的症状。接下来我们就一一认识它们吧！

维生素 B_1 大脑的燃料转换剂

维生素 B_1 学名为硫氨素，能将大脑所需的燃料——葡萄糖转化成能量，从而保证向大脑和神经组织输送所需的能量，进而促进孩子的身体生长发育，维持神经系统正常工作。一旦身体缺乏维生素 B_1，便会出现精神怠倦、身体疲倦、注意力广度欠佳、注意力难以集中以及记忆力减退等症状。一旦出现上述症状，只要及时补充足量的维生素 B_1 或者吃一些富含维生素 B_1 的食物便能缓解。

为了避免孩子出现这些病症，在生活中要为孩子补充充足的维生素 B_1 哦！那补充多少才算是合适呢？一般来说，人体对维生素 B_1 的需求量和糖代谢以及能量代谢存在正比关系，也就是说人体所需的热量愈多，摄入的维生素 B_1 也就愈多。在计算时，我们可以按照消耗 1000 千卡热量要 0.5 毫克维生素 B_1 进行。举个例子，从事体力劳动的成年男子每天需要 3000 千卡热量，那需要的维生素 B_1 就是 1.5 毫克。在这个基础上，儿童、孕妇或哺乳孕妇可以适当增减摄入量。

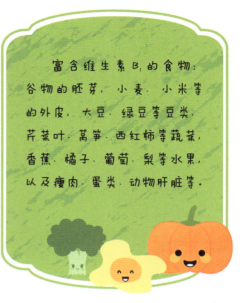

富含维生素 B_1 的食物：谷物的胚芽，小麦、小米等的外皮，大豆、绿豆等豆类，芹菜叶、莴笋、西红柿等蔬菜，香蕉、橘子、葡萄、梨等水果，以及瘦肉、蛋类、动物肝脏等。

维生素 B_2 提升孩子的大脑活力

维生素 B_2 学名为核黄素，是大脑生物酶中不可缺少的成员，是众多氧化还原酶的成分，参与体内能量代谢，促进身体生长发育、维护皮肤以及细胞膜完整，同时是机体组织代谢和修复的必需元素。一旦缺少它，身体会出现口角发炎、皮肤病和手肢灼热等症状，不过只要及时补充便能缓解。

人体每日所需的维生素 B_2 的量同计算维生素 B_1 的方法相同，所以大家可以参考维生素 B_1 的计算方法计算。

富含维生素 B_2 的食物：香菇、胡萝卜、茄子、菠菜等蔬菜，橘子等水果，奶类及其制品，动物的肝脏、肾脏等，蛋黄等蛋类，以及鳝鱼等鱼类。

维生素 B_3 是孩子快乐和良好睡眠的源泉

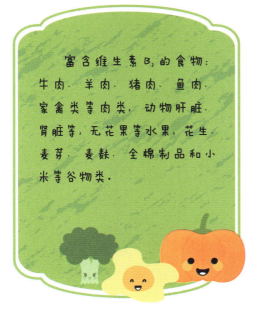

富含维生素 B_3 的食物：牛肉、羊肉、猪肉、鱼肉、家禽类等肉类，动物肝脏、肾脏等，无花果等水果，花生、麦芽、麦麸、全棉制品和小米等谷物类。

维生素 B_3 化学名为烟酸、尼克酸，进入人体后会转化成烟酰胺，此物质会参与体内脂代谢、糖类无氧分解以及组织呼吸的氧化过程。当维生素 B_3 缺乏时，体内辅酶合成受阻，某些生理氧化过程障碍，即出现维生素 B_3 缺乏症——癞皮病。其典型的症状是皮炎、腹泻和痴呆。皮炎多发生在身体暴露部位，如面颊、手背和足背，呈对称性。消化道症状主要表现为食欲减退、消化不良、腹泻。神经精神症状表现有忧郁、忧虑、记忆力减退、感情淡漠和痴呆。维生素 B_3 缺乏常与维生素 B_1、B_2 缺乏同时存在。

要想让孩子身体摄入足够的烟酸，一定要知道每日摄入量。我国推荐的摄入量是成年人 5 毫克/日，儿童和青年为 6 毫克/日，这个摄入量是按照 1000 千卡的热量来计算的。

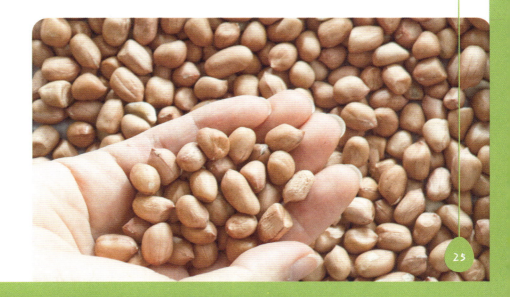

维生素 B_5 改善发质，预防过敏

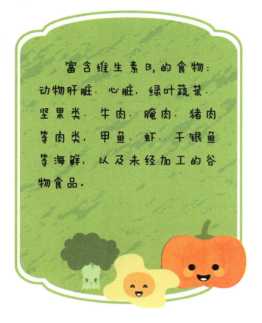

富含维生素 B_5 的食物：动物肝脏、心脏、绿叶蔬菜、坚果类、牛肉、腌肉、猪肉等肉类，甲鱼、虾、干银鱼等海鲜，以及未经加工的谷物食品。

维生素 B_5 又被称作泛酸。泛酸能改善头发稀疏的状况，让头发变得油光发亮。它能帮助孩子提升身体抵抗病毒的能力，减缓过敏症状。当孩子学习压力大、心情不快乐的时候可以多吃一些富含泛酸的食物。不仅如此，泛酸还能提升大脑的记忆力，因为它可以转化成乙酰胆碱，而此物质是增强记忆力所必需的神经递质哦！

为了能让孩子补充到适量的泛酸，一定要了解不同年龄段的人每日的摄入量，这样才能为孩子挑选合适的食材，补充到足量的维生素 B_5。

表1-8 我国不同年龄人群维生素E每日推荐摄入量

摄入量 \ 不同年龄	0～1岁	1～9岁	10岁以上	妊娠期	哺乳期
每日推荐摄入量（mg 毫克）	2～3	3～5	4～7	5～9	5～9

维生素 B_6 是中枢神经活动必需物质

维生素 B_6 是一种辅酶成分,在蛋白质、糖类和脂肪的代谢过程中发挥着作用,也是大脑神经中枢活动必需的物质之一。如果长时间缺少维生素 B_6,很可能会造成脑功能损伤,影响智力发育,使孩子表现出学习障碍、注意力不集中、情绪低落和兴趣丧失等症状。

一般而言,在食物中广泛存在着维生素 B_6,而且人体所需的量也比较少,因此一般人不会缺少,不过前提是孩子不偏食哦!

维生素 B_{12} 让大脑能保持长期记忆力

维生素 B_{12} 又被称作氰钴胺素,是一种预防和治疗由于内因子缺乏以致吸收障碍而引起恶性贫血的维生素。它能参与红细胞的形成,参与糖类、蛋白质和脂类的代谢,在神经细胞的正常发育中发挥着巨大功效。此外,维生素 B_{12} 在DNA 合成过程中发挥着辅酶的作用。正是因为维生素 B_{12} 在人体中发挥如此重要的作用,才让大脑的长期记忆力得以增强。一旦缺少此物质,会引起巨幼红细胞贫血、神经系统损伤以及增加心血管疾病危险因素的高同型半胱胺素血症。

了解了维生素 B_{12} 的作用,下面我们再来看看每日的摄入量吧!一般而言,成年人 2.4 微克/日,妊娠期 2.6 微克/日,哺乳期 2.8 微克/日,婴幼儿 0.4 微克/日,儿童 1.2 微克/日,慢慢增加到成年人的量就可以了。

膳食中的维生素 B_{12} 来源于动物性食品,主要食物来源为肉类、动物内脏、鱼、禽、贝壳及蛋类,乳及乳制品中含量较少。植物性食品中基本不含维生素 B_{12}。

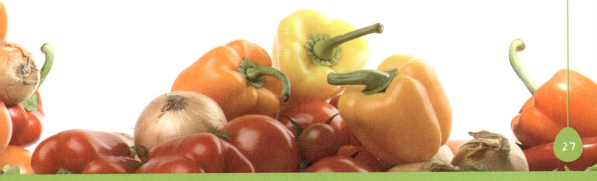

NO.12 如果身体缺了钙，孩子的骨骼就无法正常发育

钙在人体内主要是以牙齿和骨骼的形式存在的。从这里不难看出，钙在骨骼生长过程中发挥着不可替代的作用。钙作为一种人体必需的矿物质元素，一旦缺少很可能会造成一些无法挽回的后果。下面我们就来了解一下它吧！

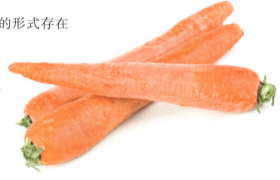

钙对孩子的影响可真大

钙是人体骨骼和牙齿的重要组成成分，能够促进肌肉收缩、心脏跳动和血液凝固。不仅如此，它在调节神经传导、稳定情绪和放松神经方面也有着重要的作用。孩子如果缺少这种元素，可能会出现下面的症状。

★ 盗汗。
★ 精神烦躁，缺少应有的活泼感。
★ 夜间睡眠不好，常常惊醒。
★ 出牙晚，前额高突。
★ 骨质会软化，出现O形或X形腿，而且还容易骨折。

让孩子摄入充足的钙吧

了解了缺钙的症状,那一定要及时为孩子补钙,以免影响孩子的生长发育。在补钙时,科学合理的摄入量是很有必要的,下面我们来看看我国推荐的每日钙摄入量吧!

在给孩子补钙时要注意下面几点:

1. 不要让草酸和钙相遇,像菠菜、苋菜等均含有草酸。(但加热后草酸含量会大大降低。)2. 钙剂和主食不要混合吃,以免影响效果。3. 钙和锌不要一起吃。4. 钙和镁一起补,效果会更好。

表1-9 我国不同年龄人群钙每日推荐的摄入量

摄入量 \ 不同年龄	婴儿	儿童	青少年	成年人	妊娠期	哺乳期
每日推荐摄入量(mg 毫克)	400～600	600～1000	1000～1200	800	1000	1500

那如何才能让孩子获得充足的钙呢?

奶和奶制品应是钙的重要来源,因为奶中含钙最丰富吸收率最高,所以是钙的最良好来源。牛奶中钙的含量为1mg/g,因此一天1瓶奶,即可获得大约250mg的钙。大豆虽含钙丰富,但因吸收率较低(15%),100mg的钙需要350g的大豆,这在一般的膳食结构中,不容易达到。

除了食用富含钙的食物外,经常晒太阳也能获得钙哦!

NO.13 铁是身体的"造血剂",让孩子拥有好气色

最近发现孩子脸色惨白,也不好好吃饭,究竟是什么原因呢?到医院咨询医生后才知道,原来是孩子缺铁了。铁究竟在孩子的身体发育中发挥着什么样的作用呢?下面我们就来听听营养专家是怎么说的吧!

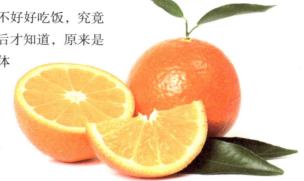

铁的"本领"可不小

★ 铁是人体合成血红蛋白的主要原料,参与体内氧气的输送以及将器官内的二氧化碳送到肺部以排出体外。

★ 铁是体内一些氧化还原酶和电子传递的载体,氧化氢酶和细胞色素的构成部分,能够让孩子的大脑更加聪慧。

铁对孩子的影响可真大

★ 孩子体内缺少铁会造成大脑营养元素和氧气供应不足,从而损伤大脑功能。有时孩子还会表现出烦躁、呆滞、智力低下、注意力容易分散等症状。

★ 摄入过量会让体内弹性蛋白遭到破坏,造成动脉壁钙化或者变硬,最终也会对大脑造成伤害。

让孩子摄入充足的铁吧

看完铁对身体的重要作用，父母是不是已经迫不及待想要给孩子补充铁了呢？在补充之前，一定要了解孩子每天适宜的补充量，才能确定用哪些食材来补充哦！

想要了解孩子每天的摄入量，其实并不难，下面的表格就能帮大家解决这个问题。

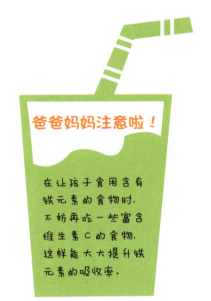

爸爸妈妈注意啦！

在让孩子食用含有铁元素的食物时，不妨再吃一些富含维生素C的食物，这样能大大提升铁元素的吸收率。

表1-10　1998年我国不同年龄人群铁每日推荐的摄入量

摄入量 \ 不同年龄	0～10岁	10～12岁	13～17岁		成年人		重体力劳动者	妊娠期或哺乳期	中老年
			男	女	男	女			
每日推荐摄入量（mg 毫克）	10	12	15	20	12	18	28	28	12

铁广泛存在于各种食物中，但分布极不均衡，吸收率相差也极大，一般动物性食物的含量和吸收率均较高。因此膳食中的铁良好来源主要为动物肝脏、动物全血、畜禽肉类、鱼类。蔬菜中含铁量不高，油菜、菠菜、韭菜等利用率不高。

动物脏器：肾脏、肝脏、血、心、肚等。
海鲜类：虾、鱼子、紫菜、海带。
蛋奶类：鸡蛋黄、含铁的奶制品等。
谷物类：黄豆、黑豆等。

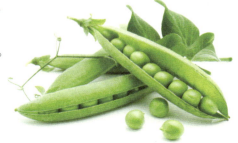

NO.14 孩子成长要用"锌"，这样身体发育才更健康

锌是人体最容易缺失的微量元素，也是智力发展中不能缺少的元素之一。如果父母发现孩子食欲减退、生长发育迟缓，甚至性发育不良，那不妨询问医生看看孩子是不是缺锌了。为了让孩子科学补充适量的锌元素，专家给我们提出了下面的意见哦！

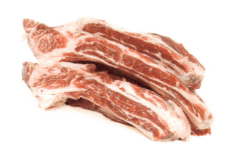

锌对孩子的影响可真大

锌是人体必需的微量元素，是核酸和蛋白质代谢的必需物质，能促进智力和身体发育。它对维生素 A 的代谢以及视觉功能的维护也有重要的作用。如果孩子缺少锌，不但会对神经细胞的正常发育带来严重伤害，影响大脑正常功能，导致智力缺陷，还会让孩子患上多动症、孤独症、抑郁症、厌食症、精神分裂症等病症。如果孩子摄入过多，会导致锌中毒，出现腹泻、恶心、呕吐、易怒、头痛、嗜睡等症状。

此外，锌在孩子身高快速增长的阶段、青春期、压力过大或精神太过紧张、遇到感染等特殊时期也发挥着重要作用。此外，锌对男孩（尤其是 12 岁以上的男孩子）也很重要，因为此时这些男孩子正处于性发育过程中，体内的锌都会集中到精液之中。

让孩子摄入充足的锌吧

要想让孩子科学合理地摄入锌元素，那首先要了解每日的摄入量。我国营养学会在1998年以锌的利用率为20%作为标准提出并推荐了每日的摄入量，具体情况如下表：

表1-11　1998年我国不同年龄人群锌每日推荐的摄入量

摄入量 \ 不同年龄	0～0.5岁	0.5～1岁	1～9岁	成年人	妊娠期	哺乳期
每日推荐摄入量（mg 毫克）	3	5	10	15	20	20

知道了每日的摄入量，下面就要考虑应该吃什么样的食物了。一般来说，生蚝、扇贝、羊肚菌、鱿鱼、墨鱼、口蘑、香菇、牡蛎、坚果、植物的种子、麦芽等含锌丰富。

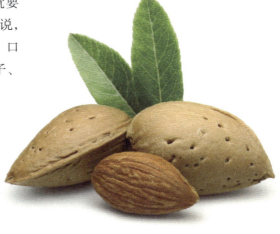

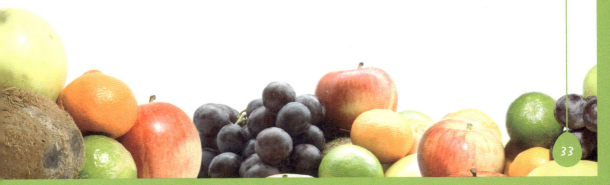

NO.15 孩子老生病,需要从食物中获取硒,全面提高免疫力

硒是人体必需的 15 种营养元素之一。虽然它不像钙、铁等元素那样被很多人所知,但它在人体内发挥的作用也是不可小觑的。下面我们就来看看硒对孩子有哪些作用,吃什么能帮孩子补充足够的硒吧!

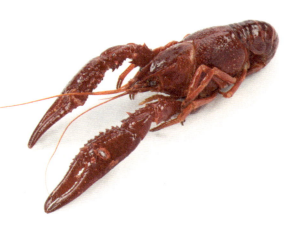

硒的"本领"可不小

★ **改善视力,避免孩子患上眼部疾病。**

硒能把对眼睛有害的自由基清除掉,保护眼睛的细胞膜不受伤害。如果长时间处于缺硒状态,很有可能会导致视力下降,甚至患上白内障、夜盲症等疾病。

★ **体内甲状腺组织不可缺少的物质。**

硒能调节体内甲状腺激素的水平,预防甲状腺功能紊乱,防止孩子患上痴呆、智力低下等病症。

★ **硒对胰岛素分泌很重要,避免孩子的大脑受损伤。**

硒可以保持胰岛素正常分泌、保护和修复胰岛素细胞不受到伤害,从而

维持体内血糖正常，让大脑避免因为血糖波动太大而受到伤害。

★ **避免孩子的大脑受到金属离子侵害。**

硒带有负电荷的非金属离子，进入体内后会与带有正电荷的有害金属离子结合在一起，把对大脑有害的金属离子排出体外，达到解毒和排毒的功效。

让孩子摄入充足的硒吧

硒在人体内有着至关重要的作用，但摄入过量，也有可能会对孩子的肝脏产生严重损伤，甚至出现惊厥、呼吸困难等症状。既然如此，那我们先来看看每天应该摄入多少硒吧！一般而言，人体对硒的生理需要为每天 40 微克。

缺硒的孩子要想获取充足的量，平时不妨多吃一些富硒食品，像富硒蔬菜、富硒小麦、富硒大米等，此外还可以吃一些富含硒元素的食材，像海鲜、蘑菇、大蒜、银杏等。不过对膳食均衡的孩子来说，不用刻意补充硒元素，因为孩子从膳食供应中就可以获得 50～250 微克的硒元素哦！

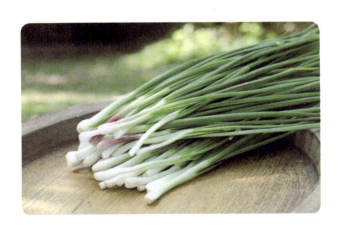

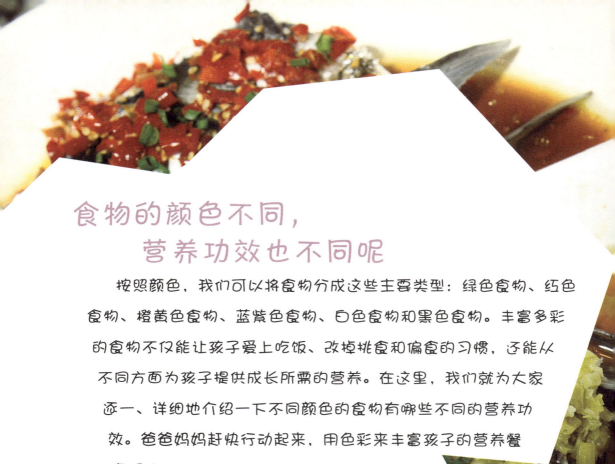

食物的颜色不同，营养功效也不同呢

按照颜色，我们可以将食物分成这些主要类型：绿色食物、红色食物、橙黄色食物、蓝紫色食物、白色食物和黑色食物。丰富多彩的食物不仅能让孩子爱上吃饭、改掉挑食和偏食的习惯，还能从不同方面为孩子提供成长所需的营养。在这里，我们就为大家逐一、详细地介绍一下不同颜色的食物有哪些不同的营养功效。爸爸妈妈赶快行动起来，用色彩来丰富孩子的营养餐桌吧！

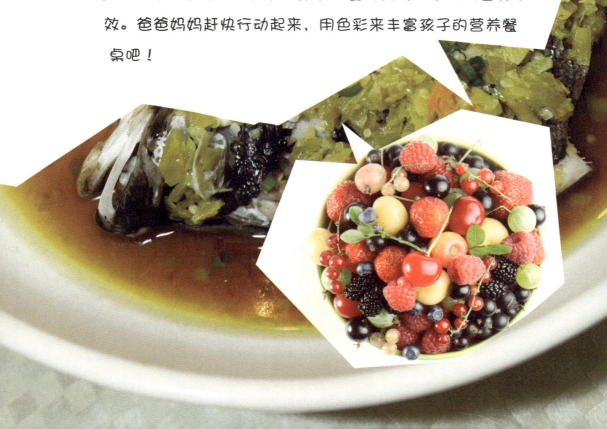

NO.1 绿色食物是"清道夫"，帮助孩子清除体内垃圾

绿色可以说是最能代表大自然的颜色，它新鲜、清新、生机勃勃，向来被人们看做"希望"的颜色。在日常生活中，我们常见的绿色食物多与植物有关，例如蔬菜、水果等。那么，这些充满"希望"的食物有什么样的营养功效，对孩子的成长有哪些好处呢？

绿色食物的"本领"可不少

★ 清肠排毒，为孩子打造健康的身体环境。

绿色蔬果含有丰富的纤维素，能吸附人体内的有害物质，促进肠道运动，起到清肠排毒的作用，为孩子打造健康的消化系统。如果孩子经常便秘，我们就可以请绿色蔬菜、绿色水果来帮忙，它们对于便秘有非常显著的防治功效呢！

★ 提高身体免疫力，让孩子少生病。

绿色食物中含有丰富的维生素、矿物质等营养成分，能促进肝脏新陈代谢，增强肝脏的解毒能力，从而提高孩子的免疫力，让孩子拥有强健的体魄。

★ 补充钙质，促进骨骼生长。

就拿蔬菜来说吧，许多绿色蔬菜都是钙质、维生素K的良好来源，如油菜、苋菜、卷心菜等，对孩子的骨骼

发育、牙齿生长具有促进作用。

★保护视力，预防近视。

绿色食物中的胡萝卜素、叶黄素等含量十分丰富，这些营养物质能起到保护视网膜的作用，让孩子拥有健康的双眼。

★纾解压力，调节情绪。

绿色食物富含维生素C、镁等营养成分，不仅能提高孩子的抗压能力，还可以放松肌肉，改善紧张、激动等情绪。如果孩子学习压力大或情绪不稳定，爸爸妈妈可以为其补充一些绿色食物，这样的食物对孩子心智成长大有裨益。

当然，除了上述这些主要功效外，绿色食物对孩子的成长还有许多好处。只要吃好、吃对，孩子就能从这些食物中获得成长的动力。下面，我们就为大家推荐一些营养价值较高的绿色食物。

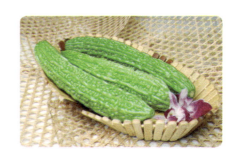

随着生活水平的不断提高，人们选购绿色食物的季节限制越来越小，不过，营养学家建议，大家最好选择当季蔬果，这样顺应天时生长的蔬果更天然、健康。

绿色叶菜	小白菜、菠菜、苋菜、油菜等
绿色果菜	黄瓜、柿子椒、苦瓜等
绿色花菜	花椰菜、西兰花等
绿色茎菜	芦笋、芹菜、莴笋等
绿色水果	猕猴桃、青苹果、青葡萄、杨桃、酪梨等

和孩子一起动手做美食吧

一顿健康的晚餐在形式上可以吃得简单，但是在营养上不能"简单"！在这里，我们就为大家推荐一道简单却不"简单"的绿色晚餐——绿色小煎饼。

★ 促进骨骼生长 × 清肠排毒 × 健脑益智

我们会用到这些： 油菜、鸡蛋、面粉、水、番茄酱。

孩子可以这样做：

a. 将油菜清洗干净，叶子掰成一片一片的。

b. 先请爸爸妈妈把菜切碎，然后将菜倒入榨汁机，加上一些清水，把油菜打成汁。

c. 将鸡蛋打入碗中，搅拌均匀。然后把油菜汁倒入蛋液里，让它们合二为一。

爸爸妈妈登场啦：

a. 在油菜汁蛋液中调入适量面粉，做成绿色的面粉糊。

b. 先让煎锅受热均匀，然后在锅中铺一层薄油，舀一勺面粉糊，在锅中铺开。

c. 用小火慢慢煎，当面糊凝固成饼的形状后，用铲子翻面，将饼两面煎熟。

绿色的小煎饼做好了！吃的时候淋一些番茄酱，开胃又消食，味道好极啦！

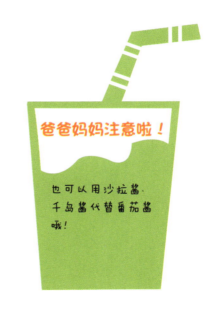

爸爸妈妈注意啦！

也可以用沙拉酱、千岛酱代替番茄酱哦！

NO.2 红色食物活力十足，孩子吃了也会精神抖擞

红色充满了热情、温暖、活力，向来是喜庆佳节的代表色。在生活中，我们常见的红色食物多与鲜亮的颜色有关，像番茄、辣椒、西瓜等。那么这些象征着喜庆、热情的食物有什么样的营养功效，对孩子的成长又有哪些益处呢？下面我们就听听营养专家是怎么说的吧！

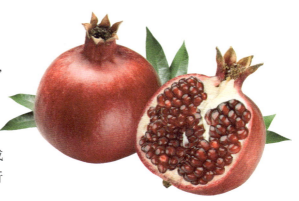

红色食物的"本领"可不小

★ 保护皮肤，让孩子拥有光滑、弹性的肌肤。

红色食物含有丰富的茄红素，此物质不但有较强的抗氧化作用，还能防止紫外线伤害肌肤。另外，它含有的维生素C也很丰富，能帮助肌肤中胶原蛋白的合成哦！如果你的孩子经常进行户外活动，那不妨多吃一些红色食物来保护孩子的肌肤。

★ 增强心脏的功能，降低孩子患心脏疾病的危险。

红色食物中含有的茄红素、酚酸、类黄酮素以及芹菜素和杨梅素等物质，对心脏和血管都有很好的保护作用。如果父母从小就保护孩子的心血管，那孩子长大后就能降低罹患此疾病的概率。

★ **补充铁元素，让孩子的造血功能更强。**

红色食物中含有丰富的铁，而铁在人体造血系统中发挥着强大的作用。虽然科学上认为人体对植物铁的吸收率远不如动物中的血基质铁，但是对于不喜欢吃肉的孩子来说，这也是不错的补铁来源哦！

★ **抗氧化，预防癌症，让孩子远离疾病。**

红色食物中含有丰富的维生素A、C、E，它们含有强大的抗氧化成分，加之红色蔬菜含有的鞣花酸、槲皮素等能将自由基引发癌变的通道阻断，或者将体内的致癌物质快速排出体外，从而很好地预防癌症等疾病的发生。

想要让红色食物的"本领"淋漓尽致地发挥出来，那一定要切合实际选择合适的食物才可以哦！下面我们为大家推荐了几款不错的红色食物。

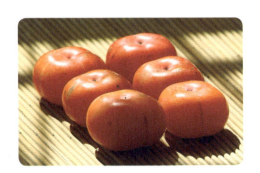

红色叶菜	红苋菜等
红色果菜	番茄、红甜椒等
红色根菜	甜菜心、红心红薯等
红色水果	新鲜红枣、草莓、红葡萄柚、红石榴、樱桃等
红色谷物	红豆等

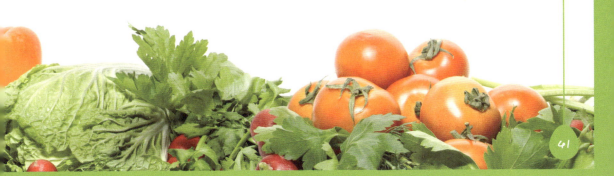

NO.3 橙黄色食物是强化视力的"专家",好视力有好保障

香甜、温暖和有活力是橙黄色蔬菜给人的感觉。橙黄的颜色很容易引发人们对食物的欲望,所以很容易被大多数孩子接受。此外,它含有丰富的营养元素和健康成分,对孩子的身体非常有益哦!下面我们就来了解一下橙黄色食物吧!

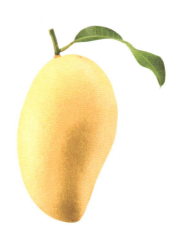

橙黄色食物的"本领"可不小

★ **维护视力,让孩子远离近视等眼部疾病。**

橙黄色食物中富含叶黄素、维生素A等营养元素,这些元素能很好地保护视网膜不受伤害,让孩子远离近视。

★ **提高免疫力,让孩子身体更强壮。**

橙黄色食物中含有抗氧化剂,能降低空气中有害物质对身体的伤害,消灭会引起疾病的自由基,从而预防疾病的发生,提升自身免疫能力。如果孩子不小心感冒了,多吃一些橙黄色食物能让感冒症状早一点得到缓解。

★ **橙黄色食物能增强肠胃功能,为孩子营造健康肠道环境。**

橙黄色食物中含有的酵素、膳食纤维等营养元素,不但能提升体内蛋白质的分解效率,提高吸收率,还能将肠道内的有害物质排出体外,让大便更加通畅。

★ **强化骨骼,让孩子的身体更结实。**

橙黄色食物中含有的β-隐黄素对骨细胞的活性有刺激作用,可以提升

骨质合成，能有效预防骨质流失，让骨骼更加强壮。

要想让橙黄色食物的功效对孩子的身体产生有利作用，选择恰当的食物是非常重要的。下面我们就为大家推荐几款适合孩子吃的橙黄色食物。

橙黄色蔬菜	胡萝卜、红薯、南瓜、金针等
橙黄色水果	菠萝、芒果、木瓜、哈密瓜等
橙黄色谷物	黄豆、小米、糙米、燕麦、玉米等
橙黄色蛋类	蛋黄
橙黄色海鲜	蟹黄、鲑鱼等

和孩子一起动手做美食吧

饼是一种很受孩子欢迎的食物。不过想要它营养又美味可不是那么简单的。下面我们就为大家推荐一款橙黄色的饼——南瓜奶酪饼！

★ 促进骨骼生长 × 养胃健脾

我们会用到这些：南瓜、白糖、低筋面粉、糯米粉、奶酪丝、食用油。

孩子可以这样做：

a. 将南瓜清洗干净，等南瓜蒸熟后放入白糖，用勺子弄成泥状。

b. 用剪刀将奶酪丝打开。

爸爸妈妈登场啦：

a. 将南瓜去皮后，切成薄片，放到蒸锅上蒸熟，取出来晾凉。

B. 在孩子搅拌好的南瓜泥中放入低筋面粉和糯米粉并搅拌均匀。

c. 手上蘸少许油，拿一块面团，排成圆饼后，中间放上适量奶酪丝，包裹好。

d. 用小火慢慢煎，等一面变硬后，用铲子翻过来将另一面煎成黄色就可以吃了。

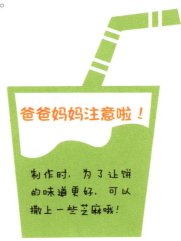

爸爸妈妈注意啦！

制作时，为了让饼的味道更好，可以撒上一些芝麻哦！

NO.4 蓝紫色食物是不可多得的健康食物，具有强大的抗氧化能力

神秘、忧郁、浪漫、高贵好像是蓝紫色的代名词。这些颜色放到食材身上似乎也很贴切，像紫色的甘蓝、紫薯等。它们可都是保护孩子身体不可缺少的。

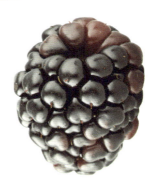

蓝紫色食物的"本领"可不小

★ 保护眼睛，让孩子的眼睛更明亮。

蓝紫色食物中富含花青素，此物质能减少自由基对孩子眼睛的伤害，增强眼部微血管的弹性，从而达到消除眼部疲劳、预防近视以及视网膜病变的目的。

★ 提升肠胃动力，让体内环境更健康。

一些蓝紫色食物中富含的果胶能吸收水分，让肠道粪便软化而顺利排出体外，从而缓解孩子便秘症状，同时还能增强肠胃动力。一些蓝紫色食物还能促进胃液分泌，加速肠道蠕动。此外，它们富含的花青素对抑制肠道内细菌的滋生也功效显著。

★ 提升大脑功能，让孩子更加聪慧。

蓝紫色食物含有丰富的花青素，能有效阻碍自由基对大脑造成的伤害，而且它们含有的白藜芦醇是一种大脑保护剂，两者都可以提升大脑的功能，让

大脑的记忆力和思考力得到加强。

了解了蓝紫色食物的功效，下面再来看看这类食物中有哪些更适合孩子吃吧！

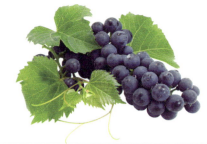

蓝紫色蔬菜	茄子、紫色甘蓝、紫薯、芋头、紫菜、海带等
蓝紫色水果	紫葡萄、桑葚、蓝莓等
蓝紫色谷物	紫糯米

和孩子一起动手做美食吧

营养的早餐是每位妈妈所重视的，想要让孩子吃到美味又营养的早餐其实并不容易哦！下面我们就为大家推荐一款紫色营养早餐粥——**紫薯粥**！

★ **促进肠胃消化 × 增强身体免疫力**

我们会用到这些：紫薯、大米、白糖、水。

孩子可以这样做：

a. 将大米淘洗干净，将水放入锅内，等水开后，将淘洗好的大米放入锅内。

b. 将紫薯清洗干净。

爸爸妈妈登场啦：

a. 将紫薯切成大小合适的块。

b. 等大米煮沸后，将切好的紫薯放入锅内，煮至大米开花，粥变稠就可以了。

等吃的时候，可以放入少量白糖调味。

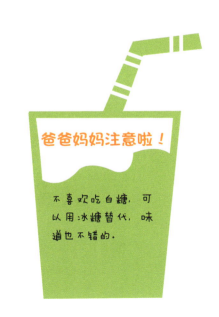

爸爸妈妈注意啦！

不喜欢吃白糖，可以用冰糖替代，味道也不错的。

NO.5 白色食物为孩子打造健康的"堡垒",有效抵挡病菌入侵

安静、纯洁是白色永恒的基调。在植物界中并不缺乏此颜色,食物亦是如此。虽然白色不像其他颜色那么吸引人,不过功效却是很强大的。

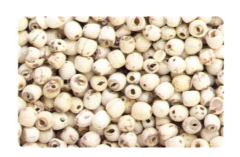

白色食物的"本领"可不小

★ **改善便秘,让孩子肠道舒服。**

一些白色食物中含有的寡糖能让肠道中的大量有益细菌繁殖,对身体非常好。而且其含有的果胶和膳食纤维能帮助肠道将粪便排出体外,预防孩子产生便秘。

★ **强化心血管,让孩子的身体更健康。**

一些白色食物中含有的槲皮素、山柰酚、大蒜素等都有较强的抗氧化作用,能将血管内的自由基清除掉,减少残留在血管壁上的有害物质,让血管变得更加健康。

★ **提升胃部动力,让孩子有一个健康的胃。**

部分白色食材中含有萝卜硫素和大蒜素,能很好地抑制体内幽门杆菌的繁殖,从而预防和治疗幽门杆菌造成的慢性腹痛和慢性胃炎等症状。此外,一些白色食物像山药等含有的消化酵素,

具有促进消化、提升食欲和增强肠胃功能的作用。如果孩子肠胃不好,不妨吃一些此类食物。

其实白色的食物并不少,但并不一定都适合孩子吃,下面我们就向大家介绍一些适合孩子吃的白色食物。

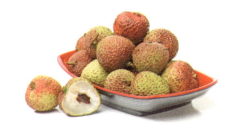

白色蔬菜类	花椰菜、茭白、杏鲍菇、金针菇、白萝卜、山药、大蒜等。
白色水果类	杨桃、荔枝、香蕉、白桃等。
白色谷物类	豆腐

和孩子一起动手做美食吧

很多孩子喜欢肉食,不过怎样吃才能让肉食更有利于孩子的健康呢?下面我们就为大家介绍一款美味的肉食——萝卜炖肉。

★ 促进肠胃消化 × 增进食欲

我们会用到这些: 白萝卜、五花肉、黄酒、八角、大蒜、食盐、食用油。

孩子可以这样做:

a. 将白萝卜清洗干净,将大蒜的皮剥掉。

b. 把五花肉清洗干净。

爸爸妈妈登场啦:

a. 将白萝卜切成大小合适的块,将清洗干净的五花肉切成小块。

b. 起锅,用水焯一下五花肉,捞出后晾凉沥干水分备用。

c. 起锅,倒入适量食用油,油热后放入大蒜爆香,之后放入五花肉煸炒。

d. 片刻后,放入少量黄酒,翻炒后放入适量水,放入八角,烧开后熬煮片刻。

e. 放入切好的白萝卜,放入适量酱油,搅拌均匀再煮片刻,等白萝卜炖煮即可。

NO.6 黑色食物是滋补、强身的"营养师",让孩子拥有好体魄

黑色是肃穆、庄严、权威以及沉着、冷静的象征。黑色食物在食物中其实占据着很重要的地位,这一点可能连我们自己都没有发现,像我们常见的黑豆、黑木耳等都属于此列哦!下面我们就听听营养专家是如何解析黑色食物的吧!

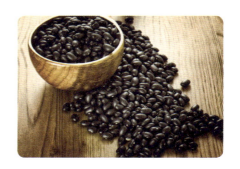

黑色食物的"本领"可不小

★ 润白肌肤,让孩子拥有光滑的肌肤。

黑色食物中含有的蛋白质、脂肪和氨基酸等元素在促进皮肤和肌肉发展方面发挥着重要的作用。它富含的花青素和维生素C能提升皮肤的光滑度,延缓衰老,避免皮肤受伤害。

★ 改善和预防便秘,还孩子好肠胃。

黑色食物中含有的亚麻油酸有润泽肠道、通解大便的作用。一些黑色食物中含有的膳食纤维和果胶在促进肠胃蠕动方面功效很显著,能将肠道的粪便快速排出体外哦!

★ 促进体内代谢,让身体内部环境更和谐。

大部分黑色食物中含有脂肪酸尤其是不饱和脂肪酸,这些物质不仅利于脑部和神经系统发育,还有利于体内胆固醇的代谢,减少胆固醇在血液内堆积,对孩子的智力和心血管都有保护作用。

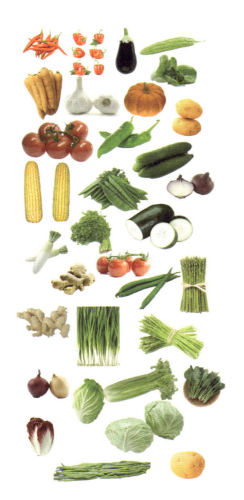

★ 增强免疫系统,让孩子拥有强健体魄。

大部分黑色食物中富含维生素 E,在提升身体免疫能力和保护白细胞不受自由基破坏方面功效非常强大。

看完黑色食物强大的功效,再来看看哪些食物是黑色食物吧,这些食物对孩子的身体可是大有益处哦!

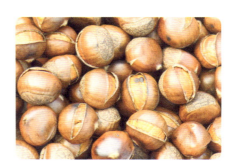

黑色蔬菜类	黑木耳、香菇、牛蒡等
黑色水果类	栗子、桂圆等
黑色谷物类	黑豆、黑芝麻等
黑色海鲜类	海参、鳝鱼等

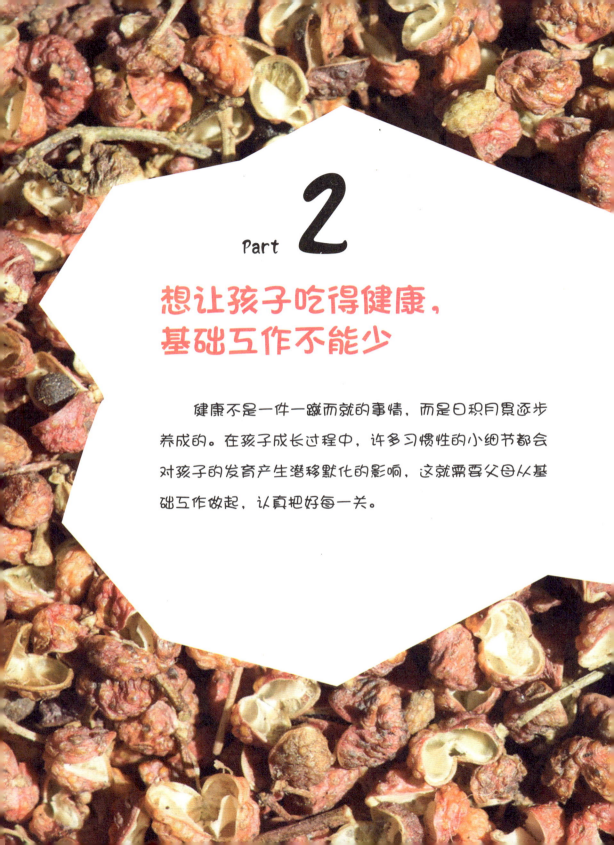

Part 2
想让孩子吃得健康，基础工作不能少

健康不是一件一蹴而就的事情，而是日积月累逐步养成的。在孩子成长过程中，许多习惯性的小细节都会对孩子的发育产生潜移默化的影响，这就需要父母从基础工作做起，认真把好每一关。

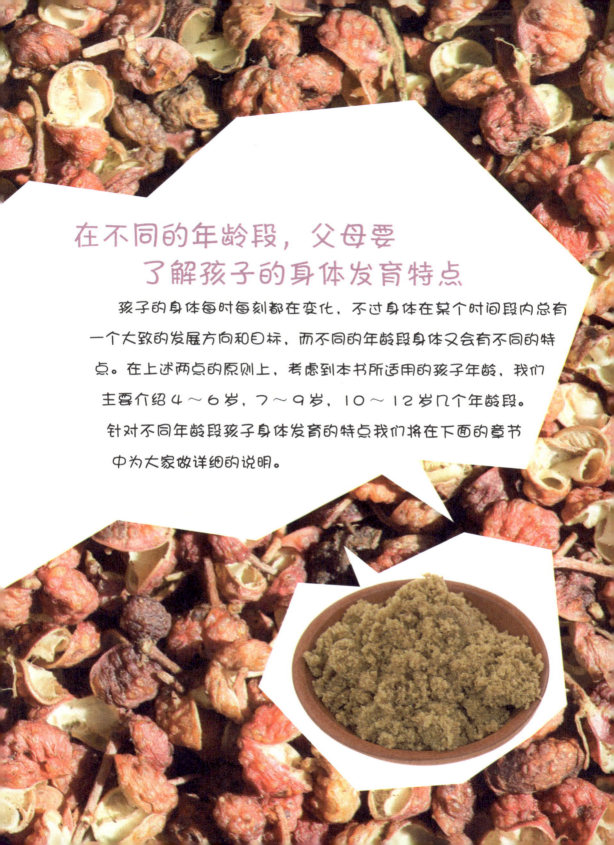

在不同的年龄段，父母要了解孩子的身体发育特点

孩子的身体每时每刻都在变化，不过身体在某个时间段内总有一个大致的发展方向和目标，而不同的年龄段身体又会有不同的特点。在上述两点的原则上，考虑到本书所适用的孩子年龄，我们主要介绍4～6岁，7～9岁，10～12岁几个年龄段。针对不同年龄段孩子身体发育的特点我们将在下面的章节中为大家做详细的说明。

NO.1 孩子4～6岁身体发育特点，这些营养不可缺

儿童的幼儿期一直会延续到6岁，那4～6岁孩子的身体发育是什么样的特点呢？孩子又需要什么样的营养元素呢？父母在给孩子补充营养时应该注意些什么呢？下面我们就针对上述这些问题来一一解答。

4～6岁孩子身体的发育特点

★ **个子变高，体重下降，给人一种细长感。**

这个阶段，孩子的体重和身高增长都趋于平稳，体重每年增加不足2千克，而身高增长也只有5～7.5厘米，所以此时孩子一脱往日圆润胖胖的感觉，给人一种细长、单薄的感觉。

★ **牙齿的变化很明显。**

孩子会在乳牙的上下前后四个方位长出4颗恒磨牙，同一时间内，孩子前面的四个乳牙开始晃动，准备掉牙。

★ **神经和大脑功能全面发展。**

在这一阶段，孩子的神经和大脑全面发展，6岁时的智商已达成人的8成。同时神经和肌肉之间的协调性变得更好，能完成更加精细的动作了。

★ **颅骨完全钙化，脊柱和胸骨容易变形。**

这个阶段，孩子的脊柱很容易出问题，胸廓变形后会影响内脏发育，进而影响身体健康。另外，女孩子的骨盆开始愈合，所以运动时一定要小心，以免导致骨盆移位。

4～6岁孩子所需营养元素

人体需要的营养元素均来自天然的食物，这一年龄段的孩子也不例外。无论男孩还是女孩，4岁前身体所需的营养基本相同，不过在这之后营养元素就要根据性别而有所区别了，最为典型的便是所需的热量，男孩子一般需要1550～1800千卡，而女孩子只需要1400～1650千卡而已。下面我们就来看看这一年龄段不能缺少的营养元素吧。

★**蛋白质以优质蛋白最佳，要控制好摄入量。**

蛋白质是所有年龄段都不能缺少的营养元素。不过随着物质生活水平提高，饮食中蛋白质已经不缺乏了，反过来让父母担心的是摄入过量蛋白质。一般来说，4～6岁孩子摄入蛋白质的量要控制在30克以内，最高不能超过60克。如何才能摄入高品质的蛋白质呢？首先，选择油脂含量低的食物，多吃一些白色肉；其次，选择健康的烹调方式，以蒸、煮、卤为主。

★**矿物质尤其是钙一定要摄入足够的量。**

这一阶段孩子的骨骼和牙齿都在生长，对钙的需求量非常大，因此4～6岁孩子每天摄入的钙要保持在600毫克。此外，促进矿物质元素吸收的维生素也一定要摄入足量才可以哦！

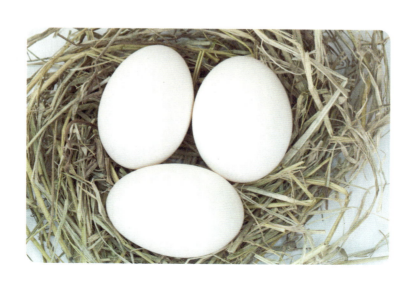

NO.2 孩子7～9岁身体发育特点，需要这些营养元素

从7岁或6岁开始直到12岁被称作学龄期。在这个阶段，如果父母能为孩子提供均衡的营养，体贴入微的照顾，那孩子的生长速度、内心和行为的发展都会相对平稳，为孩子进入青春期打下坚实的基础。

在这一节中我们主要讲解7～9岁的孩子身体发育的特点以及孩子需要哪些营养元素，从而让孩子发挥自身巨大潜能，面对眼前的一切。

7～9岁孩子身体的发育特点

★ **肌肉变得更加发达。**

大肌肉群发育早于小肌肉群，肌肉的长度增加了，肌肉横断面变宽了。在这些变化的影响下，孩子能做一些力度或动作幅度较大的运动了。不过需要小肌肉群控制的动作却无法精准完成。

★ **心肺功能大幅提升。**

随着心、肺、呼吸肌和胸廓的变化发展，孩子的心肺功能大幅提升了。不过血管的变化速度远大于心脏，所以此时孩子的血流速度很快，新陈代谢也比较快。

★ **大脑结构和神经系统更加完善。**

大脑皮层发育生长，兴奋过程和抑制过程也逐渐趋向平衡。大脑的重量也从6岁时的1280克增加到了9岁时的1350克，逐渐趋于成人大脑的重量。

★ **骨骼生长，乳牙一颗颗换成了恒齿。**

骨骼继续生长，个头虽然长得比较慢，不过依然在按照一定速度增长。牙齿还处于替换阶段，父母要特别注意。

7～9岁孩子所需营养元素

孩子此时的生长速度变得缓慢，基础代谢也随之下降。不过为了满足身体发育，营养补充是不能忽视的。下面我们就来看看这个阶段孩子需要哪些营养元素吧！

★ **热量需求因个体差异而不同。**

孩子对热量的需求会随着学习和活动的量而有所不同，而男孩和女孩在发育上存在的差异也导致所需的热量不同。一般而言，7～9岁的男孩每天需要的热量为1800～2050千卡，而女孩只需要1550～1750千卡。

★ **蛋白质为生长提供必需元素。**

这个阶段的孩子身体发育逐渐趋于成熟，蛋白质能修补和构建组织，所以足够优质的蛋白质对他们而言是不可缺少的。一般来说，此时每天补充的蛋白质要保持在40克左右，也就是50克猪肉的量。

★ **糖类和脂肪是热量的总来源。**

适量的糖类、脂肪和健康的油脂类坚果不但是身体热量的来源，还能节约身体内的蛋白质，让它来构建身体组织，促进脑细胞发育。

★ **维生素是此阶段必备的元素。**

维生素尤其是脂溶性的维生素A和维生素D在这个阶段有着极其重要的作用。维生素A能让孩子拥有好视力，维生素D能巩固骨骼和强健牙齿。另外，B族维生素也是不能缺少的，因为它参与了体内糖类和蛋白质的代谢，而这两种物质是身体热量的来源。

★ **锌和钙是此阶段孩子必需的矿物质。**

此阶段的孩子处于乳牙被恒牙替代的时期，所以需要足够的钙质供给牙齿，防止龋齿发生。锌是维持免疫功能和细胞分裂旺盛组织正常工作不能少的元素，一旦缺少就会影响神经传导，损害肌肉和牙齿的健康。

★ **膳食纤维让肠道更畅通。**

膳食纤维会吸附水分，让粪便变软，从而将粪便畅快排出体外，因此很多营养专家和医生呼吁家长让孩子多吃水果和蔬菜，多喝水，从而让肠道处于健康状态，避免影响孩子身体发育。

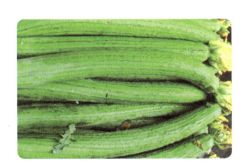

NO.3 孩子10～12岁身体发育特点，这些营养元素不能少

10～12岁是一个过渡的年龄段，被称作青少年前期。之所以这样说是因为女孩子的身体在9～11岁开始发育，而男孩也于10～12岁开始发育。当孩子进入青少年阶段，每天对热量的需求会达到峰值，生长的速度也仅仅次于婴儿时期。所以这个阶段的孩子所需的营养元素非常丰富。接下来我们就来全面剖析一下这个阶段的身体发育和营养供给吧！

10～12岁孩子身体的发育特点

这个阶段，孩子延续了7～9岁的发育特征，不过也略有不同。这个阶段孩子身体开始出现青春期的一些特征，所以父母此时要注意观察，及时引导孩子做好这方面的工作，以免孩子出现心理负担，影响到身体健康。

10～12岁孩子所需的营养元素

★**热量需求因个体差异而不同。**

热量因身高、体重、活动量以及性别有所不同，一般来说，这个阶段男孩子所需热量为2050～2350千卡，女孩所需热量为1950～2250千卡。

★**蛋白质是身体发育必需元素。**

蛋白质是构建和修复身体组织以及细胞生长的必需元素，加之孩子此时已经进入青春期发育前期，需要充分的蛋白质来提供身体发育所需的营养。一般来说，10～12岁的孩子每天要摄入50克蛋白质。

★**维生素是热量供给的催化剂。**

维生素能促进热量和其他营养元素的有效利用，其中B族营养元素能促进新陈代谢，让身体正常运转。另外，维生素C有促进矿物质吸收的作用，所以父母一定要让孩子获得充足的维生素C。

★**钙、铁、锌是不可或缺的矿物质元素。**

矿物质是身体生长发育的调节剂，是提升免疫力不能缺少的物质。在这个阶段，有三种矿物质是身体不能缺少的，分别是钙、铁、锌。

钙每天的摄入量要保证在1000毫克左右，因为此阶段是骨钙积累的阶段，如果此时能获得充足的钙，那日后患骨质疏松的概率会大大降低。

锌对性腺的发育益处多多，而此阶段孩子的生殖系统开始成熟，出现第二性特征，需要充足的锌来支撑发育。

此阶段女孩子的第二性特征也开始出现，有些已经出现了月经初潮，此时就需要充足的铁来补充失去的血，另外，男孩子也需要充足的铁促进肌肉生长发育，变得更加强壮。

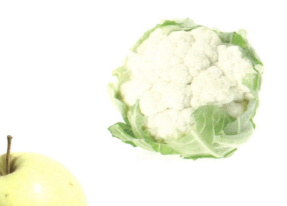

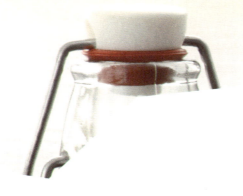

五花八门的调味品，用起来有大学问

在为孩子烹饪美食时，除了食材外，调味品也是不可缺少的。调味品的种类五花八门，哪些适合孩子食用呢？在使用时，放多少合适呢？哪些调味品是孩子不可以食用的呢？下面我们就通过这一章节来给大家说一说，希望能帮助大家走出使用调味品的误区。

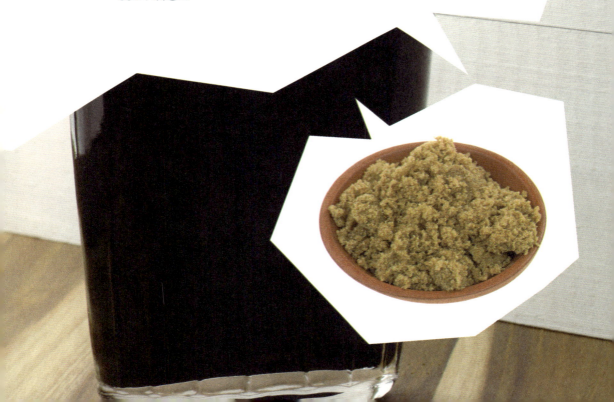

NO.1 盐吃多了会为孩子埋下健康隐患

盐是人体的必需品。如果饭菜内不添加盐，即便是山珍海味也味同嚼蜡。盐作为调味品，也是维持身体正常发育必需的物质。但摄入过多过少都会对身体产生严重影响。

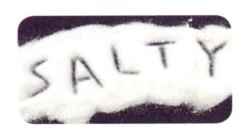

盐对孩子的影响可真大

★ **盐摄入过量，容易导致上呼吸道感染。**

高盐食物会抑制口腔黏膜上皮的细胞生长，让其抗病能力降低，减少口腔唾液和溶菌酶的分泌，使细菌、病毒在呼吸道内大肆繁殖，影响呼吸道健康。

★ **盐摄入过量，容易让孩子缺锌。**

含盐量高的食物会影响体内锌的吸收，而锌是大脑发育的重要元素，一旦缺少，就会对孩子的智力产生严重影响。

★ **盐摄入过量，会让孩子出现心血管疾病。**

盐的主要成分为钠，一旦大量摄入而无法排出体外，就会让心脑的负担加重，进而引发水肿或者心功能衰退，最终导致血压升高，诱发心血管疾病。

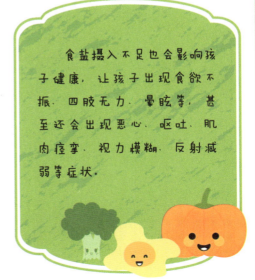

食盐摄入不足也会影响孩子健康，让孩子出现食欲不振、四肢无力、晕眩等，甚至还会出现恶心、呕吐、肌肉痉挛、视力模糊、反射减弱等症状。

让孩子摄入适量的盐吧

★ **少吃一些腌制食品，巧妙利用风味食品。**

腌制食品中钠含量都比较高，不适合孩子食用。腌制食品主要有梅干菜、咸鱼、腊肉、酱黄瓜、豆腐乳、咸鸭蛋等等。父母在给孩子做美味时，可以用甜、酸的口感代替咸的口感。比如，爸爸妈妈可以利用蔗糖制作出酸甜的口感代替咸味哦！

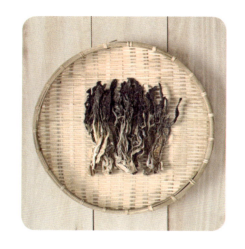

★ **善用"餐时加盐"的方法，避免摄入过多盐。**

餐时加盐就是在烹调完成或者装盘后再加盐，这样可以根据口味添加适量的盐，减少盐的食用量。不仅如此，烹饪完成后再加盐，盐只是附着在了菜的表面，而不会渗入到菜的内部。

★ **低钠盐代替普通盐，让孩子摄入更多营养成分**

低钠盐中钠的含量大幅减少，而添加了钾和镁，这两种元素能将钠排出体外，对降低血压很有帮助。

★ **在做汤时，可以用生抽代替盐。** 做蛋羹时可以用虾皮代替盐，这样能减少盐的摄入量。

★ **用洋葱、胡萝卜、青椒、番茄等有口感的食材做美味，这样能提升菜肴的口感，减少盐的摄入量。**

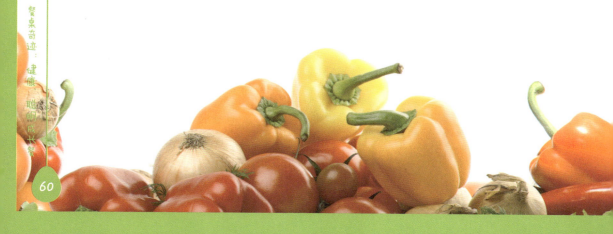

NO.2 不同类型的食用油有不同的营养功效

人们的生活离不开油,不过随着生活水平提高,人们摄入的油量也在不断创新高,远远超过了《中国居民膳食指南》规定的小于25克/日或30克/日的量。当然,摄入过多的油对身体是有百害而无一利的。接下来我们就来看看食用油的那点事吧!

食用油的"本领"可不小

★ 为孩子的身体提供必需的脂肪酸。

食用油不但是身体能量的供应源,也是人体必需脂肪酸的主要来源。一旦身体内脂肪酸不足,孩子便会出现发育迟缓、生殖能力下降、皮肤易感染、伤口愈合难等症状。

★ 协助脂溶性维生素溶解,让身体更容易吸收。

食用油对脂溶性维生素,比如维生素A、D、E、K以及胡萝卜素等有促进吸收和溶解的作用。因为这些脂溶性维生素常在食物油脂中溶解,然后和油脂一起在肠道内被人体吸收。孩子如果摄入的油脂不足,常常会导致脂溶性维生素缺乏。

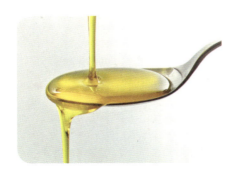

食用油种类要辩证看待哦

★ **动物性食用油，偶尔吃一次没关系。**

在选择动物性食用油时，遵循少量的原则很有必要。首先，动物性食用油中饱和脂肪酸和胆固醇的含量较高，大量食用会导致高血压、高血脂、动脉粥样硬化等疾病，所以平时不能大量食用。其次，动物性食用油的胆固醇对人体细胞组织有益，是胆汁和某些激素合成的重要成分，所以偶尔吃一次是没有关系的。

★ **植物性食用油，不要以偏概全哦！**

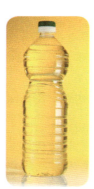

很多父母会选择植物性食用油为孩子烹饪美食，这一点值得提倡，不过并不是所有的植物油都对身体有益，像棕榈油等对身体就不是很好，因为它和动物性食用油的营养成分几乎相同。总而言之，每一种植物性食用油并不完美，在生活中父母最好交替使用各种植物性食用油，这样才能让孩子的身体发育得更好。

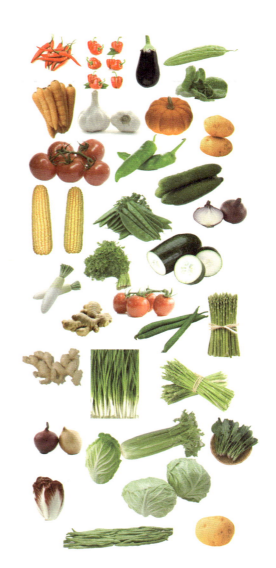

让孩子摄入适量的食用油吧

★ 烹饪方法要科学健康,让孩子减少油脂的摄入。

在为孩子烹饪美食时,父母可以用蒸、炖、煮、氽等方法代替炸、煎等方法,从源头上控制孩子摄入食用油的量。

★ 煲汤或者炖菜时,不要用食用油煸炒,从而减少食用油的摄入量。

★ 减少奶油、酥皮点心、黄油、夹心饼干、方便面等的食用次数,严格控制摄入反式脂肪的量,让孩子远离疾病。

★ 减少带孩子外出就餐的次数,因为大部分饭店的菜肴会含有大量油,有些甚至还会使用地沟油等。

★ 烹饪炊具上也尽量选择不粘锅或者微波炉等,减少食用油的使用量。

> 摄入大量反式脂肪会给孩子的身体带来巨大伤害,让孩子患上肥胖、糖尿病、支气管哮喘、过敏性鼻炎以及痴呆症等病症,造成无法挽回的后果。

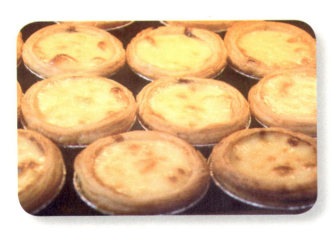

NO.3 醋能开胃，但是别让孩子空腹吃醋

醋在我国拥有悠久的历史，其种类、品牌也有很多，那如何在众多醋品中挑选一款适合孩子食用的醋呢？醋对孩子的身体又有哪些益处呢？为了解决这些问题，我们咨询了营养专家，下面大家就一起来看看吧！

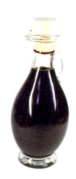

醋的"本领"可不小

★ **提升食欲，促进消化，为孩子打造肠道好环境。**

醋中的有益元素能刺激胃酸分泌，从而达到提升食欲、促进消化的目的。所以如果孩子的胃酸分泌很少，那不妨适量喝一些食醋，这样能改善胃部环境，让孩子更愿意吃饭。

★ **抑制细菌，让体内环境更均衡。**

醋中含有的醋酸成分对体内的细菌生长和繁殖有很好的抑制作用，所以当流感肆虐时，不妨在制作美味时加入一些食醋，既可以开胃，还可以抑制细菌生长哦！

★ **解腻去腥，让食材味道更鲜美。**

在用海鲜或者动物脏器制作美味时，加入一些醋能很好地去掉腥味。对一些腥味较重的食材，可以用醋浸泡的方法来去掉油腻和腥味。

★ **中和食盐，让美味更可口。**

在制作美食，尤其是凉拌菜时，加入一些醋，能够提高美食的鲜味，从而减少食盐的添加量，这样可是非常健康的生活方式哦！

醋的种类多合理利用很重要

★ **白醋，烹饪中常用醋。**

白醋无色、味道单纯，经常被用在肉类料理、烹饪海鲜以及盐渍和凉拌时。作为味道较酸的醋类，孩子食用时要控制好量。

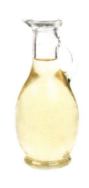

★ **米醋，家庭最常用的醋。**

米醋是一种用粮食制作而成的醋。它含有的醋酸比较少，色泽多为玫瑰红色，气味纯正，酸中略带甜味，常用来制作泡菜（酸辣黄瓜）、热菜（酸汤鱼）或汤类（排骨汤）等。

★ **果醋，很受孩子欢迎的醋。**

果醋制作简单，本身又有甘甜的味道，功效也很多，比如，能够消除疲劳、防止肥胖或者软化血管等，在凉拌或者制作饮料时常用，很多不喜欢酸的孩子会非常喜欢的，但要注意，空腹时就不要饮用了，以免刺激胃壁。

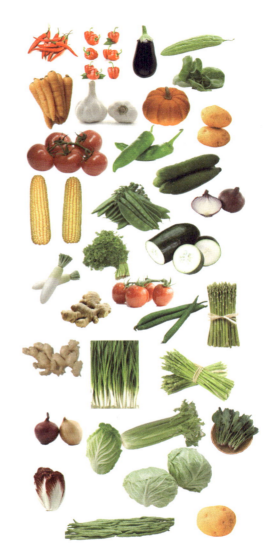

NO.4 烹饪时用点料酒，可以促进孩子身体发育

料酒作为一种酒类调味料，虽然在烹饪美食时不能缺少，不过在使用时父母一定要注意控制好量，以免过量而对孩子的健康造成危害。下面我们就来了解一下料酒吧！

料酒的"本领"可不小

★ 料酒中的氨基酸能同糖反应，让菜肴散发出诱人的香气。

★ 料酒中所含带香气的酯类，加入菜肴中不但能去除腥味，还能让香气更加浓郁。

★ 料酒中含有丰富的维生素和矿物质元素，加入菜肴中让营养更加多样。

★ 在烹饪肉类食材时，加入少许料酒，让料酒渗透到肌肉组织中，使微量的有机物质溶解，从而让肉变得更加酥软。

★ 料酒中富含的氨基酸同钠盐结合会形成氨基酸钠盐，这种元素能让鱼肉或者禽肉的味道变得更加鲜美。

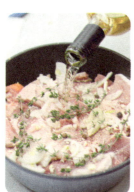

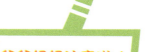

爸爸妈妈注意啦！

虽然料酒属于酒类，不过其中的酒精会随着菜肴的加热而挥发掉，只要放入适量，对孩子的健康影响不大。

NO.5 生活中还有其他调味品，使用时要注意

生活中的调味品多种多样，不单单是我们上面罗列的几种，下面我们再来看看其他调味品如何使用吧！

味精，孩子健康的大敌

味精作为一种调味品，主要成分为谷氨酸，而此物质大量摄入后会严重影响孩子的健康。首先，导致孩子缺锌，因为谷氨酸进入人体后会同锌结合形成谷氨酸锌，进而将锌排出体外，导致孩子缺锌。其次，影响孩子身体发育，因为谷氨酸摄入过量会影响肠道对钙和磷的吸收，影响孩子身体的生长和发育。最后，容易患上"美味综合征"，因为味精中含有麸酸钠，过多容易引起身体新陈代谢异常，从而威胁孩子健康。

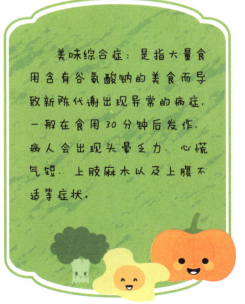

美味综合症：是指大量食用含有谷氨酸钠的美食而导致新陈代谢出现异常的病症。一般在食用30分钟后发作，病人会出现头晕乏力、心慌气短、上肢麻木以及上腹不适等症状。

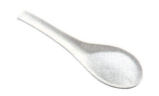

如何降低味精对孩子的危害呢？父母不妨试试这几种方法。

★ **在用高汤烹饪美食时不要放味精。**

高汤本身就有鲜香等特征，放入味精后反而会掩盖它自身的香味。

★ **高汤一般是指长时间熬煮之后剩下的汤，主要在烹制其他菜肴时使用，可以提鲜。**

★ **在美味出锅前放入味精。**

过早放入，会让谷氨酸钠遇高温变成轻微有毒的物质，不但达不到提鲜的功效，反而会影响身体健康。

★ **烹饪海鲜、肉类、菌类等食物时要避免放入味精，以免影响菜肴本身的口感。**

★ **控制好味精的量，一般以每道菜小于 0.5 毫克最佳。**

★ **控制好食盐和味精的比例，一般为 3:1 或 4:1，这样才能让菜肴达到理想的效果。**

番茄酱，增进食欲的"助手"

番茄酱中番茄素的含量非常高，此外，维生素、膳食纤维、天然果胶等含量也非常高，这些物质能刺激肠道蠕动，软化大便，有效预防便秘的发生。

番茄酱在制作的时候加入了香料、食盐、糖等物质，吃起来口感酸甜，不仅能提升孩子的食欲，还能让菜肴的色泽更加诱人哦！

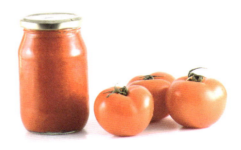

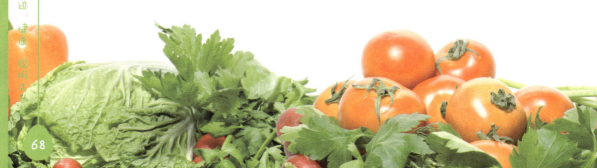

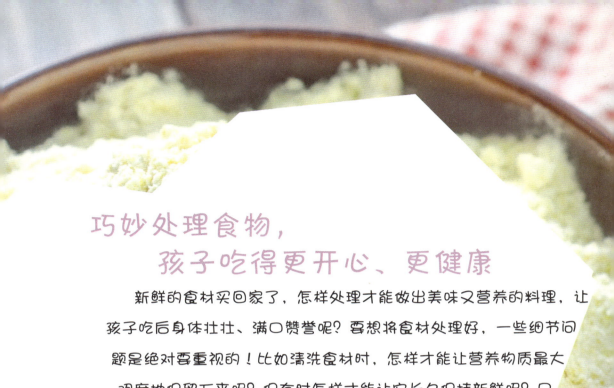

巧妙处理食物，
孩子吃得更开心、更健康

新鲜的食材买回家了，怎样处理才能做出美味又营养的料理，让孩子吃后身体壮壮、满口赞誉呢？要想将食材处理好，一些细节问题是绝对要重视的！比如清洗食材时，怎样才能让营养物质最大限度地保留下来呢？保存时怎样才能让它长久保持新鲜呢？只有把这些都重视起来，才能做出让孩子吮指的美味哦！

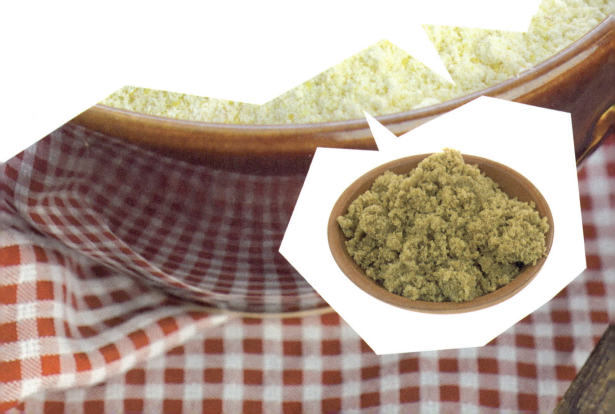

NO.1 清洗方式不对,会造成食物营养流失

买回的食材只有清洗后才能吃,这一点大家都知道,不过说到清洗方法,那大家又知道多少呢?恐怕下面这些方法大家都用过吧!把菜放入盐水中清洗,用淘米水清洗,用水浸泡很长时间等,这些方法虽然各不相同,但是它们真的能将食材清洗干净吗?下面我们就来一一为大家讲解。

这些清洗方法不能用

★用食盐清洗,看似干净其实暗藏危险。

在清洗食物时,很多妈妈会选择用食盐水。虽然食盐能把食物上的虫卵和细菌清洗掉,不过这也会让水的清洗能力大大降低。另外,如果食盐水的浓度太高,反而会让食材内外形成渗透压,使溶解到水中的农药进入食物内部哦!

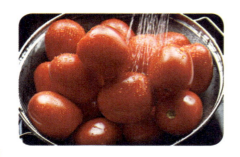

★用蔬果专用清洗剂,二次污染不可避免。

很多父母为了让孩子吃到真正干净的食材,会到超市选择专用的蔬果清洗剂,其实这些清洗剂中的活性物质反而会造成二次污染,使用后需要大量的清水才能彻底将表面的残留清洗干净,不然吃进肚子里的毒素很可能会更多。

★将蔬果完全浸泡在水中,农药会乘虚而入。

很多父母认为将蔬果完全浸泡在水中,且浸泡的时间越长清洗得越干净,其实并不是这样。一般来说,用清水浸泡10分钟左右是比较合适的。长时间

浸泡会产生很多问题，首先，长时间浸泡会造成蔬果内养分元素流失，其次，水溶解的农药是有限度的，而且有的农药不是水溶性的，浸泡也不会起到很大作用。

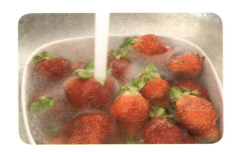

★ **用淘米水，脏东西很难清洗掉。**

淘米水本来就是清洗大米而废弃的水，虽然它有一定的清洁能力，不过它含有的一些杂质也会附着在食材的表面，尤其清洗肉类食材时，尽量避免使用吧！

似乎我们将平时使用的清洗蔬果的方法都否定掉了，其实不然。食物最佳的清洗方法就是用流动的清水长时间冲洗，这是清除接触性农药最佳的方法。

这样做，把农药残留降到最低

★ **清洗方法正确了，农药残留没有了。**

将买回的蔬果先放到清水中清洗一下，捞出后切掉蒂部或根部，然后再用流动的清水冲20分钟左右，再刷洗一遍，再次用清水冲洗干净就可以了。

★ **买回的蔬果先在常温下放一放，再放冰箱也不迟。**

蔬果上残留的一些农药会随着温度的升高而溶解掉一部分，所以将蔬果放到室温下通风处2～3天，让农药自然挥发之后再放到冰箱保存也不迟。

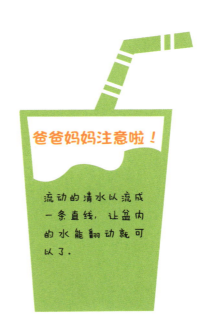

爸爸妈妈注意啦！

流动的清水以流成一条直线，让盆内的水能翻动就可以了。

★ 要去皮的水果，食用前也最好用水清洗一下。

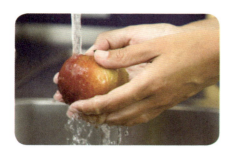

一些需要去皮后食用的水果，像香蕉、橙子、荔枝等，在吃前先用清水冲洗一下，这样能大大降低农药进入体内的概率。

★ 汆烫后食用，去除硝酸盐后更健康。

众所周知，火腿肠中硝酸盐的含量比较高，不过一些蔬果中也含有硝酸盐，这主要是农户为了提高产量而使用氮肥，一旦过量使用或使用后日照不足，硝酸盐便会积累在蔬果内，所以在食用前最好用沸水汆烫，这样不但能去掉硝酸盐等有害物质，还能去掉农药残留。

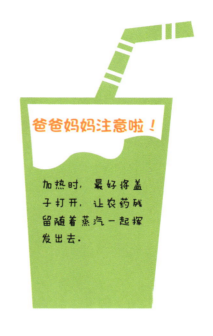

爸爸妈妈注意啦！

加热时，最好将盖子打开，让农药残留随着蒸汽一起挥发出去。

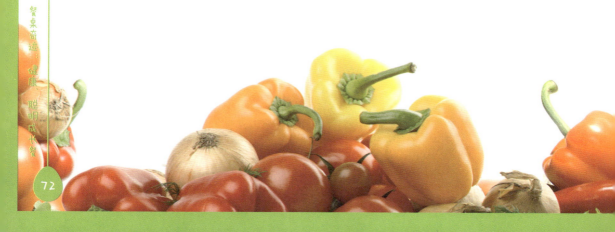

NO.2 吃不完的食物这样保存，留住新鲜和营养

一次性买太多食材，食用不完，剩余的要怎么处理呢？保存！保存说着简单，做起来可就没有那么容易了。我们如果能根据食材的性质采取正确的保存方法，那就能最大限度地保留食物的新鲜和营养。接下来我们就来看看吃不完的食物应该怎么保存吧！

蔬菜不同，保存也要分方法

★ **叶菜类，冷藏是首选。**

像菠菜、小油菜等，最好装入保鲜袋内，放到冰箱冷藏室内保存。长时间保存时，可以氽烫一下，晾凉后装入保鲜袋内冷冻保存。

★ **果菜类，不同品种方法也不同。**

像西红柿、青椒等，可以采取同叶菜类相同的冷藏方法。像黄瓜等，可以用厨房纸巾包裹起来，放入冷藏室保存。

★ **根菜类需要这样来保存。**

像红薯、土豆等最好装入尼龙袋内放到阴凉通风处保存，或氽烫一下冷冻保存。像萝卜等可以用白纸包裹好放到阴凉处保存，或者切掉叶和根放入冰箱冷藏，或者磨成泥后冷冻保存。

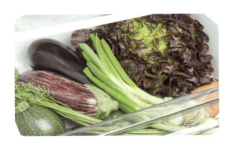

肉类，常温保存不可取

★ 切成片的肉最好用保鲜膜包裹住放到冷藏室或者一片片分开冷冻保存。

★ 剁成泥的肉，用保鲜袋或者收纳盒收纳起来放到冰箱冷藏，最好在1～2天内吃完。或者按照每次的需用量分开装好，放到冷冻室保存。

★ 切成块的肉，冷藏时可以按照肉泥的方法，冷冻时需要按照肉片的方法。

海鲜不同，保存方法也不同

★ **整条鱼，先处理再保存烹饪更方便。**

整条鱼在保存时要首先将内脏、头尾去掉。冷藏时直接用保鲜膜包裹好，冷冻时需要先擦干水分，再将每条分开包裹存放。

★ **保存鱼片分情况，冷冻冷藏不一样。**

鱼片在冷藏时比较简单，擦干水分后用保鲜膜包裹好即可，冷冻时需要先将鱼片分开包裹，然后装入保鲜袋内，挤出空气后再放入冷冻室。

★ **小鱼保存方法比较方便。**

小鱼冷藏时只要装入保鲜袋内，将空气挤出放入冷藏室即可。冷冻时需要将小鱼平铺放入冷冻室内。新鲜虾的保存方法同小鱼的保存方法相同。

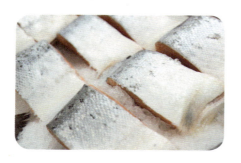

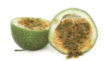

菌类，冷藏保存是首选

★ **冷藏保存能保存很长时间。**

杏鲍菇是一种比较耐冷藏的菌类。把买回的杏鲍菇装入保鲜袋内放到冷藏室就可以了。

★ **金针菇保存前先进行处理。**

金针菇在保存前需要将根部去掉，然后用厨房纸巾包裹住放入保鲜袋内，放到冰箱冷藏室即可。

★ **香菇保存前不要用水洗。**

香菇的保存方法同杏鲍菇相同。保存前，不要用水清洗，以免香菇变质。

★ **平菇保存也不难，冷冻冷藏均可。**

平菇的保存也很简单，可以直接装入保鲜袋内放到冷藏室。也可以将平菇掰开，用水氽烫晾凉后放入保鲜袋内冷冻保存就可以了。

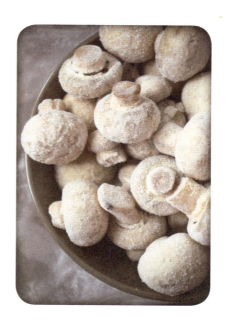

其他食材，保存方法各不相同

★ **清水浸泡是保存豆腐的妙方。**

将买回的豆腐先用清水清洗干净，放入保鲜盒内，倒入没过豆腐的清水，盖上盖子后放入冷藏室就可以了。

★ **面包，密封保存很重要。**

把买回的面包装入保鲜袋内，排尽空气后可以在室温上放 2 天左右。此外，我们还可以把密封好的面包放入冷冻室或冷藏室内保存。

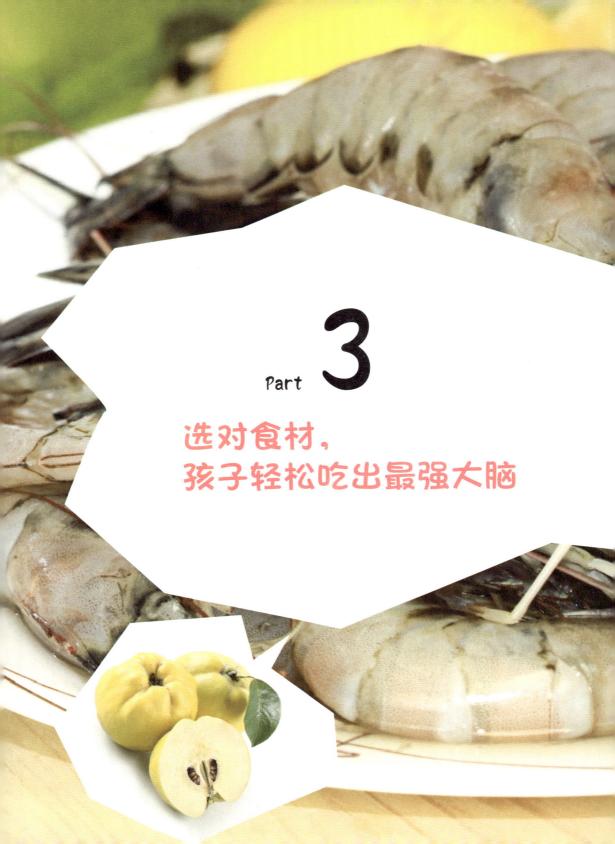

Part 3

选对食材，
孩子轻松吃出最强大脑

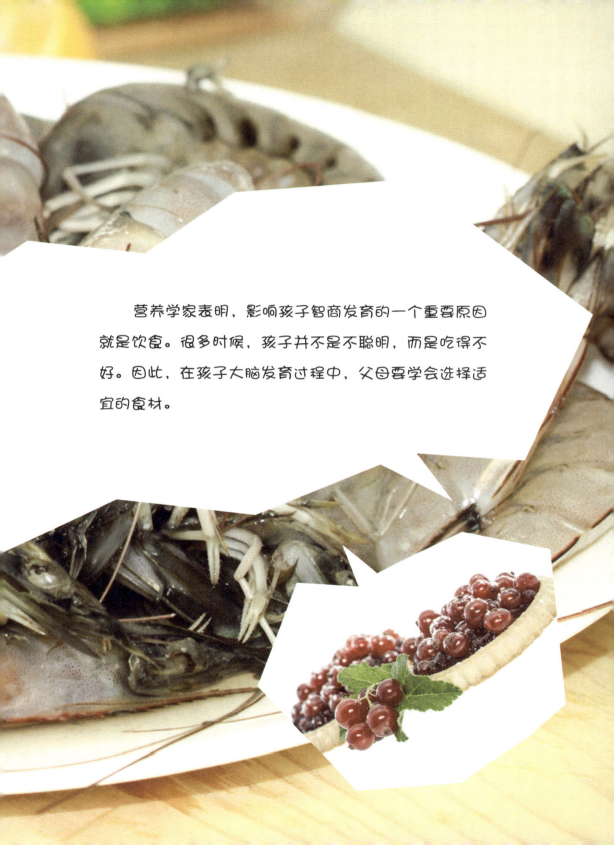

营养学家表明，影响孩子智商发育的一个重要原因就是饮食。很多时候，孩子并不是不聪明，而是吃得不好。因此，在孩子大脑发育过程中，父母要学会选择适宜的食材。

NO.1 相比较而言，大脑更喜欢碱性食物

通过化学课堂，我们知道了酸碱度（PH值），也了解了食物有酸碱之分，那我们的大脑是不是也有酸碱之分呢？也许你会说，开玩笑吧，大脑怎么可能会有酸碱之分呢。我可以郑重其事地告诉大家，这不是玩笑，而是事实。

★ **碱性食物让大脑处于最佳状态。**

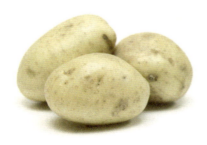

英国科学家发现，不同的人，其大脑的PH值是不同的。PH值同大脑是否聪明有密切的关系，偏碱性的大脑会更加聪慧。

正常情况下，人体血液中的酸碱度为7.35～7.45之间，这个值是相对恒定的。体内弱碱性的环境对新陈代谢和生理器官的活动都非常有利的，也能让大脑和人体处于最佳状态，同时也让注意力和记忆力得到极大提升。

从上面我们可以推断出，当大脑处于偏碱性时智商会比较高。而人体血液的PH值可以通过饮食结构得到改善，多吃一些碱性的食物可以在某种程度上让人的智商提高哦！

那如何才能确定孩子的血液是碱性还是酸性的呢？当孩子血液呈酸性时，一般会有这样的表现：容易患皮肤病、神经衰弱、疲劳倦怠、胃酸过多、便秘、龋齿、骨骼软化，等等。当孩子出现上述的症状时，父母一定要注意了。

★ **让孩子多吃一些偏碱性的食物吧**

要想让孩子吃偏碱性的食物，那一定要知道碱性食物是什么？一些食物中含有钾、钠、钙、镁等金属元素，当

进入人体被氧化后便会形成带有金属元素的氧化物，像氧化钾、氧化镁、氧化钠等，在营养生理学上将这样的食物叫做碱性食物。

碱性食物包含的范围非常广，像蔬菜、水果、豆类等都是碱性食物。下面我们列举一些碱性含量比较高的食物：海带、菠菜、西瓜、萝卜、香蕉、梨、胡萝卜、苹果、草莓、莴苣、柿子、南瓜、四季豆、土豆、黄瓜、藕、豆腐等。

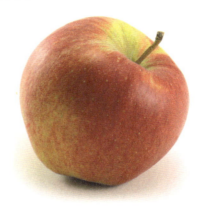

虽然很多水果的口感为酸性，但其实这些有机酸经过氧化后分解成的二氧化碳和水会被排出体外，而矿物质元素会形成带有金属元素的碱性氧化物质，所以大部分水果为碱性食物。

并不是说孩子只要补充碱性食物血液就会偏碱性。一般情况下，体内酸碱性失衡是因为食物搭配不当而引起的，所以要想让孩子的血液偏碱性，那在营养搭配平衡的条件下，要注意酸碱性食物的搭配哦！

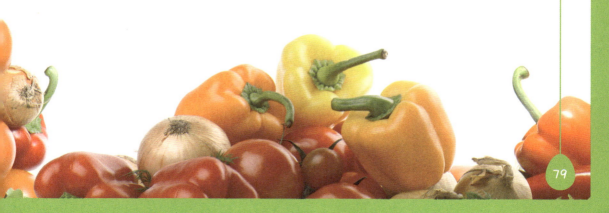

NO.2 想让大脑变灵敏,要提高抗氧化能力

大脑敏不敏捷,就看大脑对抗自由基的本领如何。自由基是生物新陈代谢中的有害垃圾,它在人体内主要以氧自由基为主哦!大脑在面对自由基的时候会变得很脆弱,那如何提升其对抗自由基的本领呢?下面我们就来看看专家是怎么说的吧!

★ **抗氧化剂是自由基的"大敌"。**

为了让细胞能正常生存下去,人体内出现了消灭和对付危险自由基的物质,在医学上被称作抗氧化剂。它们的作用非常强大,有些直接提供电子让氧自由基得以还原,有的通过增强抗氧化酶的活性让自由基消失等。虽然抗氧化剂的类型不同,不过它们往往需要紧密配合,一起发挥作用才能打击自由基的猖狂态势。

大脑是否处于健康状态,取决于自由基和抗体氧化剂之间是否平衡。两者在大脑中时刻都在相互斗争,当抗氧化剂战胜自由基,防止它对神经的伤害时,大脑便会活力四射,延缓衰老的步伐。但如果自由基获胜,那便会让大脑大受伤害哦!

★ **提升大脑对抗自由基的能力吧。**

人体在25岁左右,体内抗氧剂的生成就会逐渐变少,所以需要挖掘和寻找外源性的自由基清除剂,来帮助我们的大脑一起对抗自由基哦!值得庆幸的是,日常生活中经常吃的食物中就含有大量抗氧化剂,像水果和蔬菜。那这些食物中究竟含有什么样的抗氧化剂呢?它主要包括维生素类、胡萝卜素、类黄酮类、多酚类物质以及矿物质等。

表 3-1 抗氧化食物一览表

类别	食物
干果类	梅脯、葡萄干等
水果类	黑莓、橘子、草莓、蓝莓、草莓等
蔬菜类	甘蓝、菠菜、大蒜等

NO.3 能带来快乐的食物，让大脑学习效率更高

快乐是幸福的基本要素，作为一种积极的心理状态，对人体的益处也是显而易见的。不过现在面对巨大的生活压力，很多人都觉得不快乐，那究竟是什么控制着人体的快乐呢？其实快乐的情绪是由大脑的神经递质控制的，只有大脑快乐，整个人的情绪才会快乐，大脑的思维才会更加敏捷。

影响快乐情绪的神经递质

★ **去甲肾上腺素将积极情绪唤醒。**

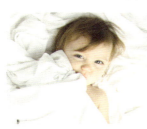

每天清晨的开始，去甲肾上腺素是第一个唤醒我们大脑情绪的物质哦！它可以调动起孩子的积极情绪，让孩子兴奋、精神百倍地投入到一天的生活、学习中。

★ **多巴胺能调动积极的情绪。**

多巴胺作为行为的催化剂，能刺激人们去追求让人觉得快乐的事情，并让人产生快感。这也就解释了，为什么当人感觉到快乐时，才能将事情一件接一件地做下去。要想让大脑的多巴胺增多，可以让孩子多做一些快乐的事情哦！

★ **维生素是快乐情绪产生的催化剂。**

维生素是大脑产生与情绪有关的神经递质不能缺少的物质，能帮助大脑合成神经细胞活动需要的DHA、蛋白质、氧气以及能量等物质，所以说维生素是大脑产生快乐的催化剂。父母平时要让孩子补充充足的维生素。

★ 5-羟色胺给人满足感,让快乐适可而止。

5-羟色胺是大脑分泌的一种能让人产生快感和让人满足放松的物质,而且还能防止快乐的情绪过分亢进,让人做快乐的事情适可而止哦!

让孩子吃一些带来快乐的食物吧

★ 排名第一的快乐食物便是香蕉。

香蕉中含有神经传导物质,像血清素、肾上腺素、多巴胺等,能让精神亢奋、信心百倍等。它含有的钾元素能稳定人体的血压和情绪,让人不至于过于亢奋。

★ 含有维生素C的水果。

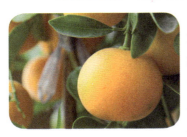

维生素C能促进体内多巴胺和肾上腺素合成,促进胶原的形成,维持细胞的完整性,同时也能消除紧张的情绪,让心神平静。当孩子过于紧张时,不妨吃一些富含维生素C的水果,像猕猴桃、橙子等。

★ 深绿色蔬菜是抑郁的"大敌"。

深绿色蔬菜富含B族维生素,能维持神经系统正常,也是大脑神经传导物质所必需的。此外,它还是烟碱酸转化不能缺少的物质,能很好地控制情绪大幅波动。另外,这些蔬菜中还含有丰富的叶酸,能促进血清素合成,抵抗忧郁的情绪。

★ 富含镁的坚果、豆类、紫菜都不错。

镁在放松神经方面有不错的功效,能很好地改善情绪哦!当孩子心情抑郁的时候,不妨吃一些坚果来改善一下。

★ 牛奶和酸奶对调节情绪也不错。

牛奶和酸奶中富含钙和色氨酸,对抵抗抑郁情绪有很大帮助。父母平常不妨让孩子喝一些酸奶或牛奶。

★ 樱桃能帮助大脑制造快乐。

樱桃中花青素的含量非常高,此物质是大脑制造快乐必不可少的。当孩子心情不好时,吃上20颗樱桃要比吃药更有效哦!

除了上述这些食物外,像大蒜、胡桃、大豆、亚麻籽油、黑巧克力等物质也对调节情绪很有帮助哦!

NO.4 好食物吃出好记忆，每个孩子都很聪明

一项调查研究表明，96%的成功人士，记忆力都是非常棒的。由此可以看出，想要孩子更加聪慧，良好的记忆力是至关重要的。如何通过食物的补充让孩子拥有良好的记忆力呢？下面我们就听听专家的讲解吧！

好的记忆力不能缺少蛋白质

蛋白质是大脑形成记忆力的基础物质，所以想拥有良好的记忆力，我们可以通过饮食来获得充足的蛋白质。当蛋白质进入人体后会分解成不同类型的氨基酸，这些氨基酸是合成与记忆有关的神经递质的重要物质。同时学习记忆的开启物质便是谷氨酸，此物质能让记忆长时间存储，并巩固记忆。

每种食物中氨基酸的比例差异很大，而且不同神经递质合成所需的氨基酸也不相同，因此想要为大脑提供氨基酸结构比例均衡的蛋白质，则需要均衡的饮食结构。

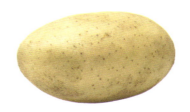

特定脂肪能提升大脑记忆力

★ **DHA 能促进记忆信息的传递。**

DHA 被称作脑黄金，是重要的益脑脂肪酸，在突触接头处的细胞膜和大脑皮层上均有分布。大脑中所有的记忆信息都会经过突触接头处的细胞膜，加之 DHA 的流动性很大，能让突触接头处的细胞膜变得更加柔软，更利于记忆力信息传递，让记忆的效率提高。此外，DHA 还能让管辖记忆的轴突和传递记忆的树突变得更加强壮，从而让大脑记忆和传递信息变得更加流畅。要想补充充足的 DHA，那不妨每周让孩子吃 3 次深海冷水鱼。

★ **磷脂酰胆碱是记忆分子的制造者。**

磷脂酰胆碱是卵磷脂的另一种称呼，进入人体进行消化后会释放出胆碱，而胆碱是合成记忆神经递质乙酰胆碱必需的物质，能让大脑的反应性、应激性、传导性和联想性更加敏捷，同时帮助记忆活动完成各种认知过程。

富含卵磷脂的食物：蛋类、鱼类、海鲜类、全谷类、坚果或者大豆等。

富含胆碱的食物：动物肝脏、乳酪、全谷食物、坚果、大豆、植物的种子等。

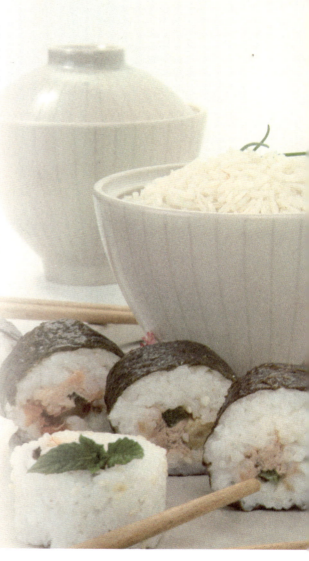

糖类是记忆力不可或缺的物质

大脑的主要能量来源和记忆活动的基础便是葡萄糖,而血糖值的高低对记忆会产生巨大影响,因为人体在记忆的时候会消耗大量葡萄糖。为了让孩子的记忆力不受血糖影响,父母一定要为孩子准备丰盛的早餐。

平稳的血糖能让大脑的记忆力更好。血糖波动太大不但不能促进大脑记忆,还会影响大脑记忆的效果,所以平时要让孩子吃一些低升糖的食物,像花生、大豆、菜豆、扁豆、浆果、胡萝卜以及脱脂牛奶等。除了吃这些食物外,还可以吃中等升糖食物,像香蕉、菠萝、葡萄干、蜂蜜、马铃薯等。

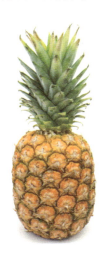

维生素和矿物质让记忆力更好

★ **维生素和记忆的关系错综复杂。**

维生素A、C、E抗氧化作用明显,能帮助大脑更轻松地记忆。B族维生素在蛋白质、脂肪和糖类代谢过程中发挥着重要作用,是学习记忆的能量和物质基础。所以想要孩子保持良好的记忆力,一定要让其补充充足的维生素。

★ **矿物质元素参与到了学习记忆中。**

铁元素能为脑组织提供充足的氧气和血液。锌能促进神经细胞的生长、大脑的发育。钙是脑代谢不可或缺的重要物质,在孩子学习记忆中有着重要的作用。所以孩子要想拥有好的记忆力,补充矿物质元素是必要的。

NO.5 大脑累了要休息，助眠食物少不了

人体累了需要休息，大脑也是如此。虽然学校提倡为孩子减负，不过各种考试反而让压力有增无减。在无形的压力中，孩子的睡眠大打折扣。父母应该知道，睡眠不足会影响大脑的注意力、警惕性、专注力以及解决问题等能力。接下来我们就来看看睡眠对大脑的作用，以及哪些食物有助于大脑睡眠吧！

睡眠对大脑的益处可不少

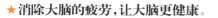

★ **消除大脑的疲劳，让大脑更健康。**

睡眠最重要的功能便是将大脑的疲劳消除掉，这一点是睡眠的生理指标所表现出来的。

★ **清除大脑废弃物，让孩子大脑保持清醒。**

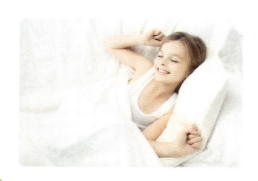

人在睡眠时，大脑清除β-淀粉蛋白质这种有害物质的速度是清醒时的两倍，所以从这里我们不难看出，睡眠的确能帮助大脑清除有害物质哦！

★ **学习能力和记忆力双重提高，让孩子更聪慧。**

睡眠并不是大脑真正的休息，而是处理整合白天所收集的信息，从而提高孩子的学习能力。此外，睡眠充足还能提升孩子的记忆力哦！

★ **大脑发育的促进剂，让孩子变得更聪明。**

科学研究表明，睡眠能很好地促

进大脑的发育哦！所以为了让孩子有一个聪明的大脑，父母一定要让孩子保证充足的睡眠！

★ **睡眠充足，神经衰弱远离孩子。**

学生（尤其是学业紧张的人），如果睡眠不足，很容易患上神经衰弱，进而导致成绩下滑。

这些食物能提升孩子的睡眠质量

★ **香蕉是非常好的助眠食材。**

香蕉中含有丰富的色氨酸和维生素 B_6，食用后能促进体内血清素和褪黑激素分泌，从而促进睡眠。在睡觉前吃一些香蕉，能让身体放松，睡意来袭。

★ **黄花菜是安心定神的佳蔬。**

黄花菜中含有的蛋白质、钙和磷等都是大脑代谢需要的营养元素，有一定的安神功效。所以在晚上给孩子做美食时，不妨加入一些黄花菜哦！

★ **百合能清除烦恼，让心神安宁。**

中医上认为百合属性微寒，能清除烦躁的心，具有宁心安神的作用。在晚上做粥或者煮菜时，加入一些百合，可以达到安心凝神的效果。

★ **莲子养心安神的功效很强哦！**

莲子中富含大脑所需的蛋白质、碳水化合物以及矿物质元素，对大脑非常有利。加之中医上认为，莲子有补脾、养心安神的作用，对神经的稳定和情绪的安抚非常有效。

★ **牛奶加谷物，睡意来袭睡眠更好。**

色氨酸是牛奶中较为丰富的元素，加之谷物能促进体内胰岛素分泌，将与色氨酸竞争的其他氨基酸带走，从而更容易合成促进睡眠的5-羟色胺。

此外，小米、芹菜等对孩子的睡眠也非常有利，父母不妨把它们也列入孩子晚餐的食谱中吧。

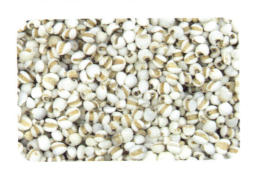

NO.6 大脑渴了，要选择越喝越健康的饮品

水对人而言就像水对鱼儿一样重要。人体一旦缺水便会出现各种不适症状，口渴、大脑昏沉、注意力难以集中等。英国一项科学研究表明，考试中喝适量水，成绩会更好。从这里我们不难看出，水对孩子的大脑至关重要。接下来我们就来看看水和大脑之间的种种关系吧！

这些信号可以判断大脑缺水了

判断身体或大脑是否缺水并不难，可以用下面这两种方法。一种是口渴。如果孩子感到口渴，那就说明身体缺水了。另一种是尿液的颜色。如果孩子的尿液偏黄，那也说明身体缺水了。如果尿液在没有喝水的情况下依然清白如水，那说明孩子体内可能缺少营养物质了。除了上述两种方法外，父母还可以通过观察孩子是否发生便秘、注意力是否集中、皮肤或嘴唇是否干燥、头发有无开裂或干枯等情况来判断孩子是否缺水了。

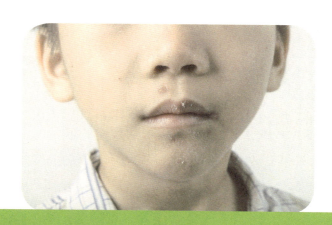

选择越喝越健康的饮品为大脑补水

★ **大脑喜欢喝的饮品。**

对孩子而言，天然矿泉水是大脑最好的饮品，因为它富含矿物质元素，在为大脑补水的同时也补充了大脑所需的矿物质元素。像2000毫升矿泉水钙元素含量就高达60～100毫克。此外，很多父母喜欢让孩子喝纯净水，虽然这类水将有害矿物质过滤掉了，但部分有益矿物质元素也被过滤掉了，所以在喝纯净水的时候一定要让孩子从食物中获得充足的矿物质元素哦。

★ **大脑讨厌的饮品。**

①碳酸饮料。碳酸饮料不但不能达到解渴的目的，反而会让身体越来越渴。之所以这样，是因为它含有添加剂、防腐剂等物质，这些物质在体内代谢时会消耗大量水分，加之一些饮品中添加了有利尿作用的咖啡因，会加速水分排出体外。

②果汁饮料。这类饮料不但含糖量高，会导致孩子患上糖尿病等病症，还会影响孩子的食欲，减少其身体对其他营养元素的吸收，从而影响孩子长高哦！而大脑喜欢水果胜过纯果汁，喜欢牛奶胜过牛奶饮料哦！

③含酒精的饮品。这类饮品中的酒精会损伤大脑的神经，抑制大脑兴奋，让大脑的记忆力和理解能力下降。

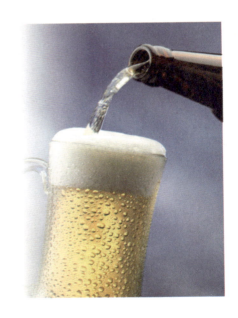

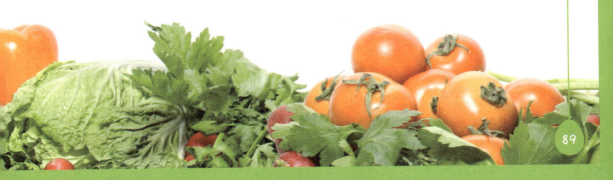

NO.7 要考试了，为孩子做一些营养餐

孩子在备考，父母则在备餐，有些父母甚至会煞费苦心地准备。既然营养餐对考试如此重要，那什么样的三餐是科学、营养的呢？父母在为孩子准备营养餐时应该注意些什么呢？针对上述这些问题，我们咨询了营养专家，希望他们的解答能帮助大家。

准备营养三餐的基本原则

★ 早餐要吃好、相对吃饱，要清淡、容易消化。

早餐在三餐中的能量供应虽然只占了30%，但是如果早餐无法吃好，很有可能造成中午饮食过量，这样既不利于上午的考试，对下午的考试也会产生影响。

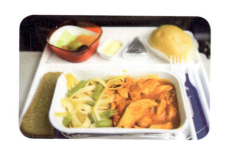

★ 午餐也要吃好，相对吃饱，要清淡、容易消化。

午餐占据全天营养供应的40%，如果午餐的营养达不到大脑所需，会严重影响下午的考试哦！

★ 晚餐要适量，不宜太饱也不能太少，要清淡、容易消化。

晚餐在全天营养供应中也占据了30%，不过此时大脑处于疲劳状态，为了让大脑尽快走出疲劳，同时也为第二天的考试做好能量储备，在准备晚餐时避免太过油腻。此外，还要充分考虑孩子的睡眠质量。

准备营养三餐的注意事项

★ **足量的碳水化合物，适量的蛋白质和脂肪。**

血液中的碳水化合物能持续且稳定地为大脑的各项活动提供葡萄糖，让考试中的大脑时刻处于最佳状态，因此营养三餐中的碳水化合物必须充足。另外，不饱和脂肪对细胞膜的完整性和流动性很重要，蛋白质中的氨基酸是神经递质的来源，所以适量的脂肪和蛋白质是很有必要的。一旦摄入过量的蛋白质和脂肪，不但会增加肠胃的负担，还会影响大脑的工作效率哦！

★ **用水果和蔬菜获得矿物质和维生素。**

蔬菜和水果是矿物质和维生素的主要来源，两者不但是大脑神经递质的"助手"，还是大脑维持弱碱性的物质基础，再加上矿物质中一些有益元素是神经细胞传递的介质，这就决定了营养餐要吃一定比例的蔬菜和水果。

★ **营养三餐中酸碱食物比例搭配不能忽视。**

弱碱性最适合人体新陈代谢和生理器官的活动，能让大脑处于最佳状态，让大脑的注意力和记忆力更好，所以三餐中食物酸碱搭配比例一定要适合哦。

★ **早餐、午餐选择让大脑处于活力状态的食物，晚餐选择利于睡眠的食物。**

早餐、午餐主要是让大脑处于活力状态，全力考试。晚上大脑需要休息，为第二天的考试存储能量，所以这时要区别对待，不能一概而论。

★ **午餐和晚餐选择清肝泻火的食物，让大脑快速走出疲劳。**

大脑经过一上午的运转已经有些疲劳了，午餐中加入清肝泻火的苦瓜等物质能让大脑快速恢复最佳状态，为下午的考试奠定基础。此外，晚餐时大脑经过一天的运转也已经很疲劳了，为了不影响第二天的考试，晚餐也要选择一些清肝泻火的食物，并添加一些舒缓情绪的物质。

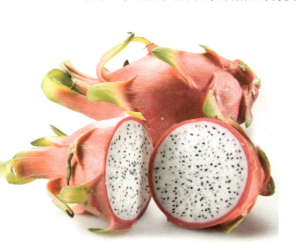

为孩子搭配出营养美味的三餐

★ 早餐搭配好，大脑活力四射。

早餐搭配拍档： 1 杯鲜牛奶 + 适量麦片 +1 个煮鸡蛋 +1 个鲜肉包 +1 份蔬菜沙拉。

早餐营养分析： 早餐中蛋白质的来源为牛奶、鸡蛋和鲜肉，其中蛋黄含有的卵磷脂是健脑益智的佳品。碳水化合物的来源为麦片，而它和鲜肉搭配也做到了粗细搭配。维生素、矿物质元素的来源很广，麦片、鸡蛋、鲜肉以及蔬菜都能提供。而蔬菜又是以生吃为主，维生素就更丰富了。不仅如此，蔬菜多为碱性，能让人体保持在弱碱状态。

爸爸妈妈注意啦！

蔬菜沙拉可以用生菜、青椒、圣女果、洋葱、豆芽等制作而成。将蔬菜沙拉拌好后撒上适量炒熟的黑芝麻，味道和营养都会不错。

★ 午餐做得好，大脑火力全开。

午餐搭配拍档： 1 份海带炖排骨 +1 份冬瓜丸子汤 + 米饭。

午餐营养分析： 海带和排骨是大脑蛋白质来源，能很好地补充体力和脑力。另外，海带为碱性，而排骨为酸性，两者酸碱搭配比例正好。冬瓜丸子汤中的冬瓜有清肝泻火的功效，如果加入适量豆腐的话，效果会更佳，不但能增加植物蛋白，还能提供多种矿物质元素、B 族维生素和维生素 E，让大脑更好地利用自身能量哦！

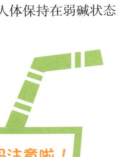

爸爸妈妈注意啦！

海带炖排骨中加入一些胡萝卜也不错。冬瓜丸子汤的丸子可以选择鸡肉、鲜鱼肉或猪肉。米饭可以选择红薯饭、红豆饭等。

★晚餐要丰盛，营养要恰当。

晚餐搭配拍档： 1份清蒸鱼+1份五香酱鸭+1份蒜蓉菠菜+1份凉拌腐竹+1份金银卷+1份绿豆汤+米饭。

晚餐营养分析： 蛋白质来自于鱼肉，其中不饱和脂肪酸含量丰富，不仅容易消化，还能补充所需营养。大蒜中的蒜素和维生素B1结合后，能有效平复情绪，缓解精神压力。金银卷粗细搭配，加上红枣和坚果仁，有健脑益智和宁心安神的作用。绿豆汤是不错的清肝泻火、明目止渴的汤品。

五香酱鸭可以用酱牛肉、酱猪肉等替代。蒜蓉菠菜的菠菜一定要用水焯后再用。凉拌时可以加些黑木耳、粉丝等。凉拌腐竹时放些煮花生、芹菜、胡萝卜块、洋葱片或藕片等营养和味道都会不错。金银卷是用玉米面和白面蒸成，制作时可以放上一些红枣或坚果仁等。

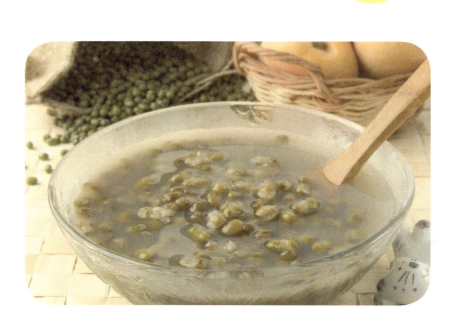

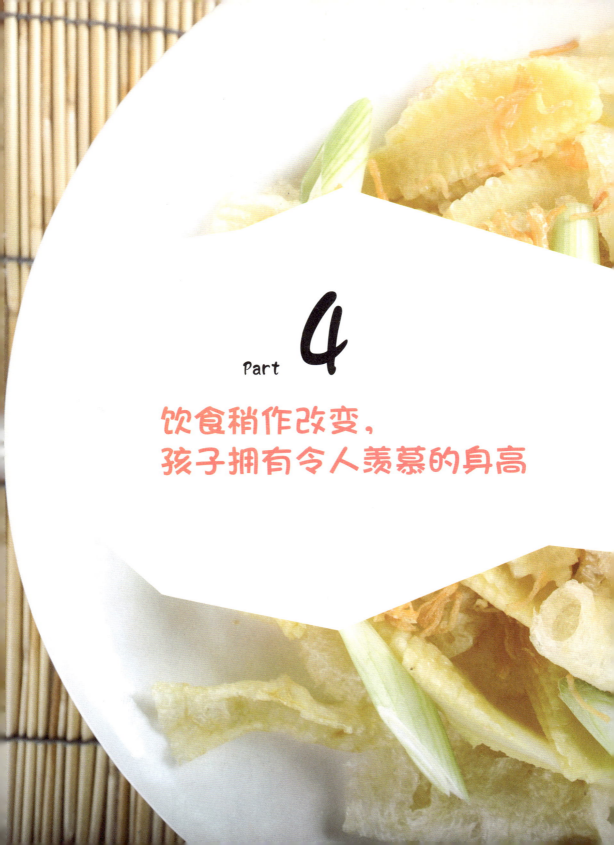

Part 4

饮食稍作改变,
孩子拥有令人羡慕的身高

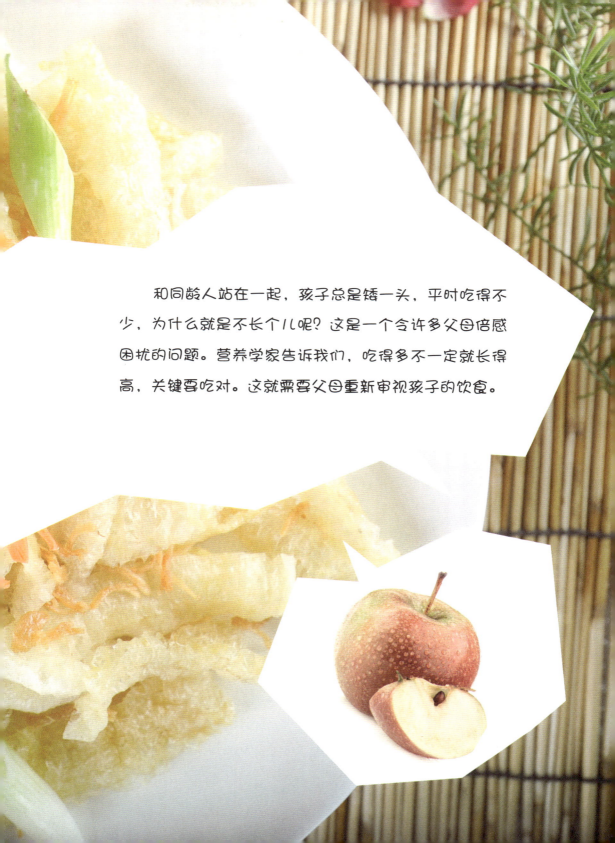

和同龄人站在一起,孩子总是矮一头,平时吃得不少,为什么就是不长个儿呢?这是一个令许多父母倍感困扰的问题。营养学家告诉我们,吃得多不一定就长得高,关键要吃对。这就需要父母重新审视孩子的饮食。

NO.1 饮食习惯是影响孩子身高的重要因素之一

孩子的身高难道真的受父母遗传影响吗？难道通过后天的努力就无法改变吗？其实并非如此。科学调查研究表明，孩子的身高的确受到遗传因素影响，不过后天的营养供应、睡眠质量和运动都对改善孩子的身高有重要作用。下面我们就来看看饮食习惯对孩子身高有哪些影响吧！

暴饮暴食和过度节食都是身高的"杀手"

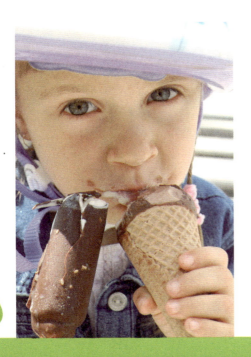

★ **暴饮暴食会影响孩子的身高。**

孩子的自制力差，而胃口也要比成年人好，所以看到丰盛的晚餐就会毫无顾忌地大吃，长久下去就会让肠胃处于紊乱状态。加之孩子在吃食物时无法细嚼慢咽，大块食物进入肠胃也会增加肠胃的负担，影响吸收和消化，导致孩子营养过剩，最终导致其无法长高。

★ **过度节食的孩子是不会长高的。**

暴饮暴食会导致营养过剩，过度节食则会导致营养不良。身体无法吸收到充足的养分，骨骼也无法获取足够的能量，那身体长高也就无从谈起了。

挑食、偏食也会抑制长高哦

孩子一旦出现挑食或者偏食现象，就无法吃到多样的食物，也就无法让各种营养成分在体内相互作用，而偏爱某一种食物或不吃某种食物，最终的结果就是营养失衡，进而影响孩子的生长和发育。

高糖分、高脂肪食物也会阻碍长高

★ **高糖分会导致钙质流失哦！**

孩子喜欢吃一些高糖分的食物，像可乐、果汁等，这些糖分会影响钙质吸收，最终影响骨骼的发育。另外，碳酸饮料或者加工食品中的无机磷的含量会比较高，一旦进入体内会被100%吸收，这样会让体内钙和磷的比例失衡，影响彼此的吸收，有时会让钙质流失得更快。

★ **高脂肪导致肥胖影响身高哦！**

孩子吃入大量高脂肪的食物会导致肥胖，肥胖的孩子很少有长得非常高的。高脂肪食物的热量和油脂都比较高，尤其油炸和速食中，这两种物质会阻碍身体吸收钙元素，所以为了能长高，这些食物还是要离远点。

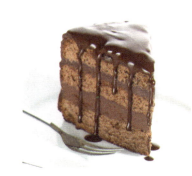

睡眠出问题导致孩子长不高

当孩子在睡觉时，体内会分泌一种生长素，一旦睡眠不足或睡眠质量不好，就会阻碍这种物质分泌，最终也会影响孩子长高。除了睡眠的质量，睡眠的时间也很重要，如果睡眠时间不对，那就算睡得再多也无济于事的。最佳的睡眠时间为晚上10:00~凌晨2:00，这是生长素分泌最为旺盛的时间段。

NO.2 孩子骨质脆弱,要注意补充增加骨骼韧性的食物

很多父母认为只要让孩子每天喝牛奶,孩子的骨骼就会健康,个子也会长起来。其实不然,如果孩子骨骼只有充足的钙质,而具有黏附作用的胶原蛋白摄入不足,那骨骼的韧性就会减弱,脆性也会增加,发生骨折的概率也会大大提升。看到此,很多父母都会问,那如何补充胶原蛋白才能提升骨骼的韧性呢?下面我们就来听听营养专家是怎么说的吧!

骨骼韧性好,胶原蛋白不能少

胶原蛋白在人体结缔组织中广泛存在,伸张能力很强,是韧带和肌腱的主要构成成分。骨骼中有机物含有的胶原蛋白高达70%～80%。骨骼形成首先需要合成足够的胶原蛋白纤维,用它来组建骨骼的框架,因此胶原蛋白有了"骨骼中骨骼"的美称。此外,胶原蛋白是钙质和骨细胞结合的催化剂,以防钙元素流失让骨质变得疏松。所以如果不摄取胶原蛋白而单纯地摄入充足的钙,那根本无法让骨骼健壮哦!

★ **银耳适合补身体的植物胶原蛋白。**

银耳是一种富含植物胶原蛋白的食物,不但有滋阴润肺、健脾开胃的作

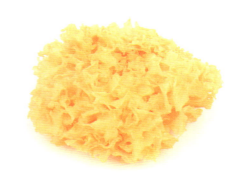

用,还利于身体吸收、利用。将银耳放入粥内或者直接凉拌都是不错的吃法。不过在食用时,父母一定要注意控制放入糖的量,以免影响其口感。

★ **补充胶原蛋白的零食——鸡爪**。

鸡爪中含有丰富的胶原蛋白以及钙等多种矿物质元素,对骨骼、皮肤的发育和生长都有重要作用。不过鸡爪的能量比较高,因此在吃时一定要控制好量,每天1～2个即可。最佳的烹饪方式为卤煮。

★ **胶原蛋白含量首屈一指的猪蹄**。

猪蹄中胶原蛋白的含量极其丰富,是人体内肌腱、韧带以及结缔组织中不可缺少的蛋白质成分,对孩子身体的生长和发育起着关键作用,因此平时让孩子吃适量猪蹄能很好地补充所需的胶原蛋白哦!不过猪蹄的热量很高,所以在食用前要先用水煮,将汤上面的油脂撇出来,然后再让孩子吃。

★ **猪皮中的胶原蛋白不可小觑**。

猪皮中胶原蛋白的含量极高,加之它是人体筋和骨在生长中不能缺少的元素,所以让孩子吃适量猪皮是不错的。猪皮的热量比较高,不过制作成肉皮冻后热量会大大降低。凉拌肉皮冻是一款比较适合孩子吃的菜肴哦!

★ **牛蹄筋能获取钙和胶原蛋白**。

牛蹄筋胶原蛋白含量很高,脂肪含量低,不含胆固醇,有强筋健骨的作用,对青少年身体生长发育有很大的帮助,所以很适合孩子吃。

★ **鱼类的胶原蛋白最容易被人体吸收**。

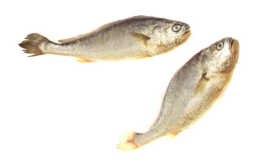

鱼类的胶原蛋白结构和人体最为接近,也最容易被人体吸收,所以平时不妨给孩子多做一些鱼。在众多鱼类中,尤其是深海鱼软骨胶原蛋白含量最高。

除了上述这些食物外,像浆果、番薯、大豆等都含有胶原蛋白。父母也可以选择这些食物来为孩子补充胶原蛋白,提升骨骼的韧性。

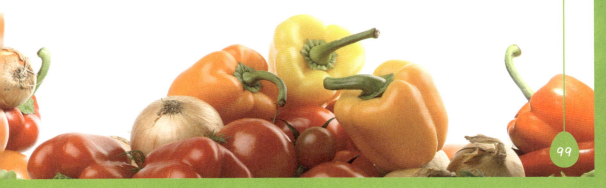

NO.3 通过饮食改善新陈代谢，长高个儿不难

众所周知，个子的高矮受到很多因素的影响，除了一些无法改变的因素外，还有一些因素是可以通过某些手段改变的，比如新陈代谢。下面我们就来看看如何通过饮食来改善孩子的新陈代谢。

新陈代谢对身高的影响可真大

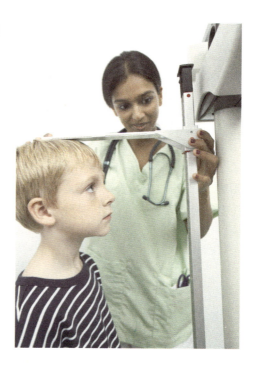

★ **新陈代谢异常易诱发消化系统疾病。**

新陈代谢异常时，身体的消化系统就会罢工，从而出现一系列疾病，比如，便秘、胃痛等。长时间的消化功能紊乱会影响身体吸收所需的营养元素。一旦骨骼无法获得所需的元素，那必然会影响它的生长，随之也会对身高产生影响。

★ **新陈代谢异常，影响身高。**

新陈代谢异常会影响营养元素吸收，长期无法获得充足的营养就会导致营养不良。一旦无法获得促进骨骼生长所需的钙、铁、磷和维生素等元素，那自然会影响长高。

饮食能帮助身体改善新陈代谢

★ **早餐让新陈代谢开始快乐的一天。**

早餐与新陈代谢的关系最为紧密。假如早上没有吃早餐或者早餐随意吃点,那会让体内的代谢始终处于低沉状态,无法唤醒机体的活力,自然也无法让身体全力吸收营养元素了。早餐作为启动新陈代谢的机制,父母一定要为孩子精心准备,这样才能保证孩子新陈代谢的正常。

★ **充足的水能改善新陈代谢。**

新陈代谢离不开水,一旦身体内水分不足,新陈代谢的运转速度就会降低。一项研究发现,一杯水下肚,新陈代谢的速度会上升30%哦!不仅如此,水还利于体内毒素排出体外,助于身体生长。所以就算每天不做大量运动,父母也一定要让孩子每天饮用不少于6杯的水。

★ **粗细结合的饮食对新陈代谢很有利。**

白面等精细食物会降低新陈代谢的速度,长期食用对体内代谢没有好处。所以父母要适当让孩子吃一些全谷物食物,因为这些食物中富含膳食纤维,能让体内的新陈代谢速度提升。

★ **高蛋白食物能提升新陈代谢速度。**

科学研究表明,高蛋白食物能将饭后新陈代谢的速度提升35%,为了让体内新陈代谢处于正常水平,不妨让孩子多吃一些瘦肉、鱼虾、坚果或者牛奶等食物。

★ **水果尤其是浆果对新陈代谢作用巨大。**

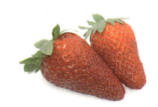

浆果,如草莓、黑莓、蓝莓等含有大量膳食纤维,而它能促进肠道蠕动,让体内新陈代谢的速度处于正常水平。

在制作美食时,不妨多添加一些维生素,尤其是维生素C和维生素D,这两种元素能维持新陈代谢正常,促进骨骼和肌肉的正常发育哦!

NO.4 孩子出现"生长痛",可以这样改善饮食

孩子在生长过程中也会出现疼痛的现象,这是真的吗?回答是肯定的。因为这种疼痛多半是因为孩子生长过快或局部肌肉和肌腱生长不协调而引起的,普遍为生理性的疼痛。下面我们就来看看孩子生理痛的症状以及如何通过饮食缓解这种疼痛吧!

要辨清楚生长痛的症状

★ 疼痛集中在下肢。

生长痛常发生的部位为膝盖、小腿或大腿的前面,有时腹股沟也会疼。

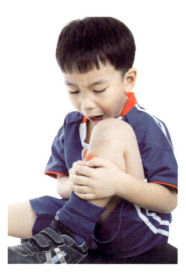

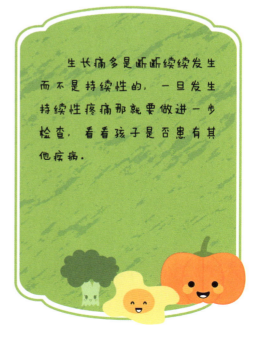

生长痛多是断断续续发生而不是持续性的,一旦发生持续性疼痛那就要做进一步检查,看看孩子是否患有其他疾病。

★疼痛多为肌肉性疼痛。

疼痛并不是在关节处或骨骼上，而是集中在肌肉上。这些疼痛的部位没有明显特征，不会红肿也不会发热。

★疼痛常发于夜间。

夜间是生长痛的高发期，因为白天孩子活动量比较大，或注意力转移到了其他地方，所以不会觉察出来，而一到晚上，孩子休息了，身心也放松了，就会感觉到疼痛了。

用饮食来缓解孩子的生长痛

★吃一些促进软骨组织生长的食物。

软骨组织的主要成分为骨胶原和钙质，所以要想促进软骨组织生长，可以补充胶原蛋白，这类食物主要有牛奶、鸡蛋、猪皮等，详细的食材大家可以参考本章"孩子骨质脆弱，要注意补充增加骨骼韧性的食物"这一小节。

★多吃一些富含维生素C的食物。

维生素C在促进胶原合成方面发挥着巨大作用，所以当出现生长痛时，不妨让孩子吃一些富含维生素C的水果和蔬菜。

除了通过食疗外，父母还可以用热毛巾对疼痛处进行局部热敷或按摩来帮助孩子缓解疼痛。

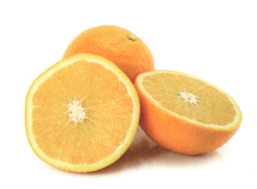

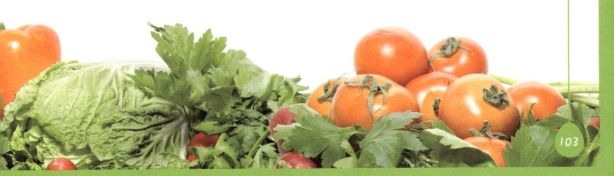

NO.5 参加体育运动期间,这样为孩子补充营养

对平时运动量较大的孩子而言,强健的骨骼和结实的肌肉是"必备品"。也只有身体达到这些条件,孩子才能做出难度和强度都较大的体育动作。为了让孩子拥有这样优秀的条件,在运动期间我们应该如何为孩子补充营养呢?

★ 荤素搭配,营养均衡是原则。

运动强度较大的孩子,一般来说不用刻意补充蛋白质。父母在为孩子制作美食时,只要按照孩子的胃口,掌握好荤素搭配、营养均衡的原则即可。在这个原则的基础上,再加上一两杯牛奶,就足够补充孩子所需的营养了。需要注意的是,孩子在运动时,饭量要比平时大 1/3~1/4,此时一定要让孩子吃饱哦!

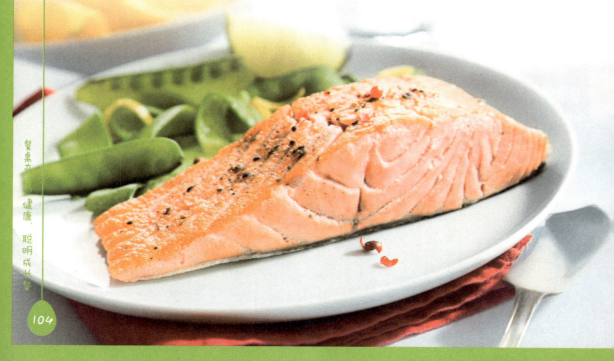

★ **让孩子在运动时补充充足的水分。**

参加体育运动期间，孩子会因为大量运动而流汗，让尿量减少。一旦尿量减少，体内很容易造成废物堆积，所以孩子在参加运动时，一定要多次少量补充水分，可不能等到口渴了再喝水哦！

★ **补充糖分也是运动中不能少的。**

糖分能让孩子的身体保持运动的能力并消除疲劳感，所以运动过程中最好每 30～60 分钟补充一次糖分。糖分补充以液态形式最佳，这就说明糖分和水分是可以一起补充的。孩子在运动中补充糖分最佳的方法便是蜂蜜水和豆汤。

★ **B 族维生素能缓解运动后疲劳。**

运动代表着肌肉的活动。肌肉活动要消耗能量，而脂肪和葡萄糖转化成能量需要 B 族维生素帮忙，尤其是维生素 B_1、维生素 B_2 和尼克酸，因此孩子在运动后一定要补充足量的 B 族维生素。如果运动后无法摄入充足的 B 族维生素，那孩子就算吃再多的东西也会感到疲劳的。不仅如此，B 族维生素对大脑活动也起着关键作用。如果运动后孩子无法获得这些营养，那大脑的思维也会受阻。

★ **碱性食物对缓解运动后疲劳很有效。**

运动后肌肉、关节都会感到酸痛、乏力，其原因为运动时体内的蛋白质、脂肪和糖被大量分解后形成乳酸、磷酸等酸性物质，这些物质会在体内刺激肌肉、关节，使其感到酸胀。如果此时吃一些碱性食物，像蔬菜、柑橘、苹果等蔬果或豆制品等能很好地中和体内过剩的酸，提升尿酸的溶解能力，降低酸在膀胱内形成结石的概率，同时也能使体内酸碱平衡，尽快消除运动的疲劳感。

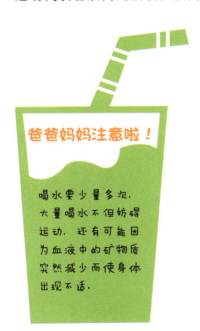

爸爸妈妈注意啦！

喝水要少量多次，大量喝水不但妨碍运动，还有可能因为血液中的矿物质突然减少而使身体出现不适。

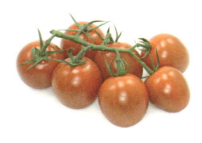

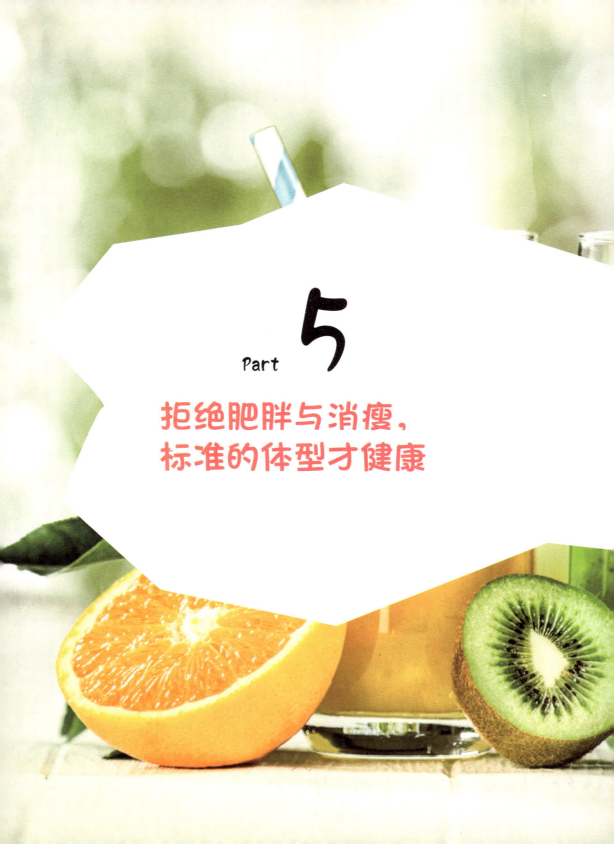

Part 5

拒绝肥胖与消瘦,
标准的体型才健康

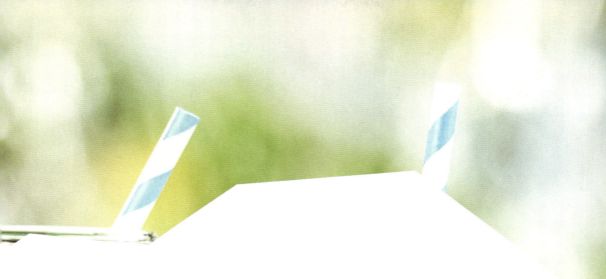

　　随着生活水平的不断提高，儿童肥胖症逐渐成为威胁孩子健康的一大"杀手"，与此对应的，"豆芽菜"身型也是一种不健康的表现。那么，如何才能打破这种极端、不协调的局面呢？这就需要父母从饮食入手，为孩子搭建平衡的营养餐。

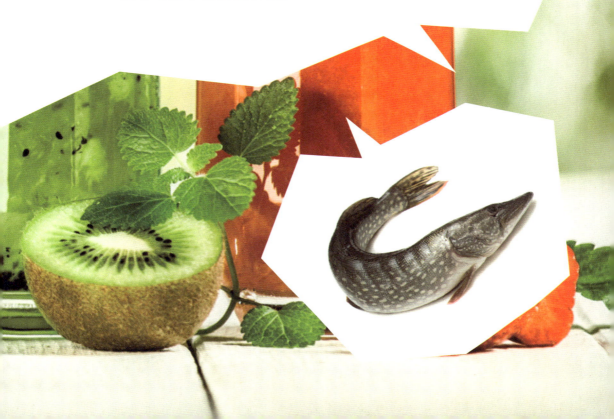

NO.1 别再说"孩子胖点儿可爱"了，当心儿童肥胖症

很多父母认为婴儿只有胖点营养才能跟得上，看上去才可爱，所以在婴儿时，父母会拼命喂养孩子，等到孩子长大后，依然这样做。殊不知，这种做法是错误的。之所以这么说，是因为一旦将孩子体内的脂肪细胞养大了，将来想要减肥可就难上加难了。而且长时间大量喂养，孩子患上儿童肥胖症的概率也会大大提升。

判断儿童是不是肥胖，这个指标很重要

如何知道孩子患上了肥胖症呢？难道只要用肉眼看就可以吗？当然不是了，专家指出，孩子是否肥胖，要通过BMI（体重指数）计算判断。体重指数（BMI）＝体重（kg）/身高（m）的平方数。如果体重指数大于或者等于24，即可以判断为超重，大于或等于28就可以推断为肥胖。下面我们通过一个表格来看看孩子在不同年龄的体重指数，来判断孩子的体重是不是正常。

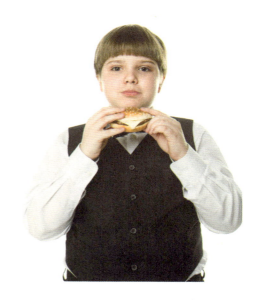

表 5-1　判断是否肥胖，6～12 岁孩子身体指数一览表

年龄	身体肥胖（BMI ≥）		身体超重（BMI ≥）	
	女孩	男孩	女孩	男孩
6	19.1	19.7	17.2	17.9
7	20.3	21.2	18.0	18.6
8	21.0	22.0	18.8	19.3
9	21.6	22.5	19.3	19.7
10	22.3	22.9	20.1	20.3
11	23.1	23.5	20.9	21.0
12	23.9	24.2	21.6	21.5

肥胖症会影响孩子的身体健康

★**儿童肥胖会让行动迟缓，活动的能力变差。**

儿童肥胖会让体重增加，脂肪堆积在体内，身体负担和耗氧量会增加，让他们的行动变得笨重、迟缓，活动能力也大大降低。

★**免疫力下降，易患"成人"疾病。**

肥胖的身体会让孩子体内的胆固醇和脂肪酸含量增加，血脂变高，进而抑制免疫系统正常工作，降低抵抗疾病的能力，让孩子患上呼吸道疾病和一些"成人"病，像高血压、脂肪肝等。

★**出现性发育障碍。**

肥胖会让体内激素水平受到影响，进而影响性发育。男孩的性发育出现滞后，女孩出现性早熟，初潮过早，甚至出现月经紊乱的情况。

★ **体型美没了，心理压力剧增。**

肥胖大部分会导致体型臃肿，给人懒散、笨拙的感觉，在集体活动中，很容易受到其他成员嘲笑，甚至遭遇起外号的尴尬，此时肥胖的孩子就会产生自卑感，身心遭受双重打击。

★ **肥胖使智力也随之下降。**

如果摄入的食物中苯丙氨酸太多，导致氨基酶供应不足，脑细胞中就会堆积大量氨基酸，进而形成"脂肪脑"，让脑细胞的活力降低，最终导致智力水平比同龄人低很多。加之，肥胖让孩子体内的耗氧量剧增，吸入的氧气不足会导致精神萎靡、身体疲劳，对一切都失去兴趣，学习成绩一落千丈。

除了上述这些不良影响外，肥胖孩子在生活中也会有很多不便哦！所以为了让孩子的身体健康，一定要控制孩子的体重。

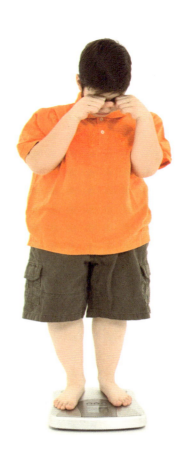

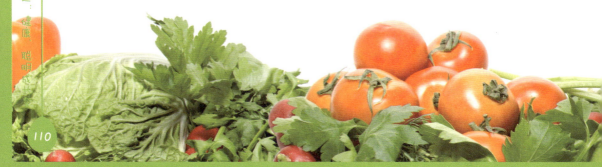

NO.2 "豆芽菜"体型不健康，帮孩子找出消瘦的原因

过胖会影响孩子的身体健康，那瘦一些是不是会健康呢？其实不然，人体的胖瘦都有一个限度。太胖而造成肥胖症会影响健康，太瘦而成为"豆芽菜"，身体健康也无从谈起。很多父母可能要问了，现在物质水平这么高，孩子怎么可能会瘦呢？其实不然，引起孩子消瘦的原因有很多，在下面的小节中会有详细解释。另外，我们还会告诉父母如何判断孩子是否消瘦。

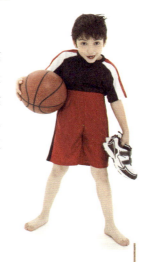

这些因素会导致孩子的身体消瘦

★ **吃太多垃圾食品，孩子身体会消瘦。**

看到垃圾食品，很多父母首先会想到孩子会变肥胖，殊不知，吃大量垃圾食品也会让孩子变瘦，那是因为垃圾食品会影响正常的饮食，让孩子无法从健康食物中获取成长所需的营养元素，进而导致身体消瘦。

★ **大量精细糕点会让身体变得瘦小。**

按道理来说，精细的糕点或零食含有大量的糖类，会让孩子的身体变胖。其实不然，孩子的身体会因为摄入大量的糖而影响蛋白质的正常吸收，让孩子的肌肉无法获得所需氨基酸，自然肌肉也就没有办法变得健康了。

★ **高热量食物也是让孩子消瘦的原因。**

大量摄入高热量食物不是会让孩子肥胖吗，怎么会消瘦呢？这主要是因

为高热量食物对肠道的功能大肆破坏，让孩子无法吸收到生长所需的营养元素，严重时会使吃掉的营养直接排出体外，最终导致孩子消瘦。

另外，新陈代谢异常、活动量太大以及不良的饮食习惯等都会让孩子身体消瘦，父母要找出原因，对症下"食"，才能让孩子的身体变得更健康。

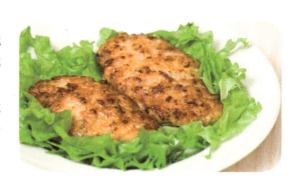

判断孩子是否消瘦，BMI表是依据

判断孩子是不是消瘦，单纯依靠眼睛是无法办到的，有些孩子看上去身体消瘦，不过身体还是很健康，而一些孩子看上去身体挺匀称，很可能存在消瘦的情况。那下面我们就通过一个表格来看看孩子是不是真的消瘦了吧！

表 5-2　判断是否消瘦，6～12岁孩子身体指数一览表

年龄	身体过轻（BMI ≤）	
	女孩	男孩
6	13.6	13.9
7	14.4	14.7
8	14.6	15.0
9	14.9	15.2
10	15.2	15.4
11	15.8	15.8
12	16.4	16.4

NO.3 多吃促进消化的食物，让孩子排出多余脂肪

肠道消化功能强，脂肪排出体外的通道就会畅通无阻。既然脂肪排出体外了，那也就不会发胖了。

★ **水果是不错的促消化、排脂肪的食物。**

水果尤其是苹果、猕猴桃等含有维生素、膳食纤维和蛋白质分解酶的水果，不但能刺激肠胃蠕动，加速粪便排出，还能清除体内有害物质，让身体一身轻松。

★ **口感为酸性的食物是不错的选择。**

口感为酸性的食物以柠檬、山楂、西红柿、葡萄柚为主。柠檬中富含的维生素C能刺激肠胃蠕动，山楂中的山楂酸进入胃部后会增强消化酶的作用，提升对肉食的消化能力，而虽然西红柿在酸度方面不如上述两者，不过它含有的有机酸不但利于消化，还能帮助胃液消化脂肪哦！

★ **富含粗纤维的蔬菜也有此功效。**

这类蔬菜以红薯、芹菜的功效最为突出，它含有的粗纤维不但能刺激肠道蠕动，排油通便，还能在肠道内阻止糖类变成脂肪。父母不妨为孩子用红薯制作一些美食，每天早晚各吃一次。

★ **奶类能帮助减肥塑身。**

奶类尤其是酸奶，不但含有牛奶的全部营养成分，还含有乳酸。乳酸能抑制体内霉菌生长，预防肠道菌群失调，让排便更加通畅，从而达到减肥塑身的功效。

★ **辛辣调味料，减肥效果最显著。**

辛辣的调味料包括大蒜、辣椒等。大蒜中的有益物质能杀死引起消化不良的白色念珠细菌，让肠胃的消化功能提升。另外，辣椒中的有益成分能刺激体内生热系统，让脂肪有效地燃烧掉，从而加快新陈代谢的速度，提升热能的消耗，达到减肥的功效。

★ **豆类食物能分解脂肪消耗热量。**

豆类食物含有的纤维质能吸收体内的水分，分解脂肪和抑制脂肪在体内聚集。另外，豆类食物通过很好的利尿作用帮助身体蒸发掉部分热量，消耗掉体内脂肪。

此外，谷物的大麦、燕麦，茶类的绿茶、大麦茶等也有不错的排脂减肥的功效。

NO.4 合理搭配饮食，能加速脂肪消耗

人从饮食中能获得营养，合理的饮食搭配能让身体更加健康。父母要想帮助孩子加快体内脂肪的消耗，不妨从饮食上入手，搭配得合理，效果会显而易见哦！下面我们就来看看适合肥胖孩子的饮食应该如何搭配吧！

★ **晚上尽量少吃一些含碳水化合物的食物。**

晚上尤其是晚上八点之后吃含有碳水化合物的食物会让脂肪堆积在体内，因为晚上人体休息时消耗的糖和糖原非常少，新陈代谢也会随之下降。另外，在白天摄取碳水化合物的时候，最好安排在早餐和体育运动前。

★ **多吃一些含有膳食纤维的食物。**

纤维素有抑制身体吸收碳水化合物，减缓血糖升高，减少胰岛素分泌的作用，从根本上减少细胞存储的脂肪，加速脂肪代谢，防止身体发胖。

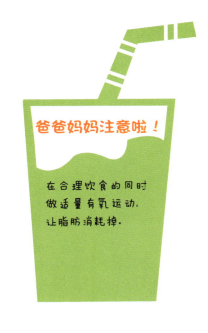

爸爸妈妈注意啦！

在合理饮食的同时做适量有氧运动，让脂肪消耗掉。

★ **高低热量循环摄入，身体更健康。**

低热量食物的确能减少体内的脂肪量，不过肌肉增长也会随之放缓，为了让肌肉健康发育，不妨在三天的低热量摄入后，第四天摄入高热量食物。这样既有利于脂肪排出体外，也能为肌肉提供充足的能量。

★ **低脂、高营养饮食很重要。**

低脂高营养食物，尤其是冷水鱼，不但能增加肌肉，减少体内脂肪，还能为身体提供所必需的氨基酸等物质，是非常不错的消耗脂肪减肥的食物。

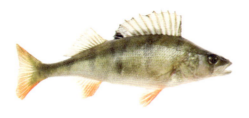

★ **三餐搭配恰当，原来也能加速脂肪消耗。**

早餐和午餐时可以加入适量优质脂肪食物，晚上要减少这类食物摄入，以免因晚上人体的新陈代谢慢而让脂肪堆积在体内。

除了上述这些外，在饮食中可以加入适量辣味食物，像辣椒等，这样能加速体内脂肪的燃烧。

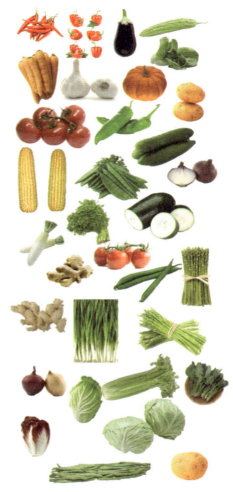

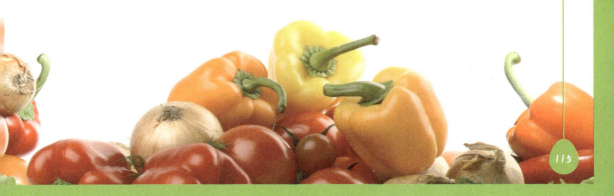

NO.5 戒掉甜果汁、碳酸饮料，选择健康的饮品

带孩子去超市时，孩子是不是总是缠着要买饮料喝呢？这时候你会发现市场上饮品的种类真是太多了，根本就不知道如何帮孩子选择。那在这些饮品中，哪些饮品适合孩子喝呢？哪些又是绝对不能买的呢？下面我们就来看看如何选择健康的饮品，避免孩子的身体发胖吧！

这些饮料要离孩子远一点

★ **碳酸饮料首当其冲。**

大部分碳酸饮料中含有糖、香精、色素并充入二氧化碳，喝起来口感很甜。但由于碳酸饮料含有大量的糖，长期大量饮用会使体内吸收过多热量而导致不能完全消耗掉，这些多余的热量就会转化成脂肪，从而使身体变胖。

★ **营养型的饮料并不一定营养。**

这种类型的饮料中添加了牛奶或果汁，虽然含有一定的营养元素，不过同天然食物相比含量实在太低了，因此整体上营养价值并不高。不仅如此，为

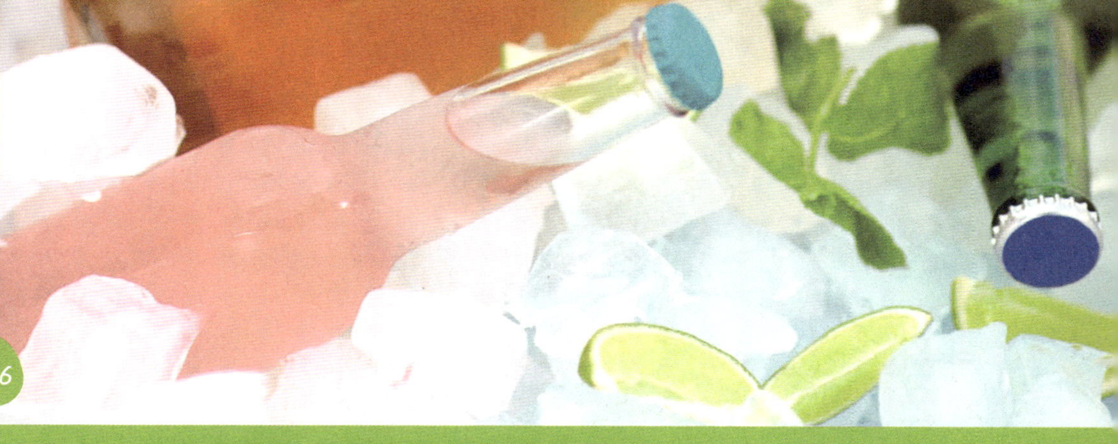

了口感，这类饮料会添加各种添加剂，对孩子是有百害而无一利的。

★ **功能性饮料孩子一定不能喝。**

这种类型的饮料中会添加中草药成分或蜂王浆等，而这些物质对孩子来说根本就不需要。如果喝多了，还会影响孩子的正常饮食。不仅如此，这种类型的饮料可能含有激素，大量且长期喝会让孩子出现性早熟等症状。

★ **茶饮料不等于健康的茶水。**

从理论上来说，碳水化合物少和热量少的茶饮料最健康，而实际并不是这样，这些饮料中会因为各种添加剂而热量大增，大量且长时间饮用会让孩子的身体肥胖哦！

这些饮品比较适合孩子喝。

★ **矿泉水是不错的饮品。**

矿泉水中含有多种矿物质元素，是比较适合孩子喝的饮品。不过在超市选购时，最好选择质量信得过的品牌，以免买到劣质产品影响孩子的身体健康。

★ **自制的绿豆汤或果汁等。**

这类饮品在超市没有办法买到，但是在家里，只要肯动手就能为孩子烹调出来。绿豆、红豆加水煮熟后放糖饮用，卫生又健康，让孩子远离肥胖或消瘦等疾病。自制果汁，将橙子或橘子等榨成汁后，用水按照一定比例稀释好就可以饮用了。

★ **白开水是最健康饮品。**

科学研究表明，白开水能提升新陈代谢速度，及时清除体内代谢物质，让身体的耐受力和抗病能力得到提升，所以说是最适合孩子喝的健康饮品。

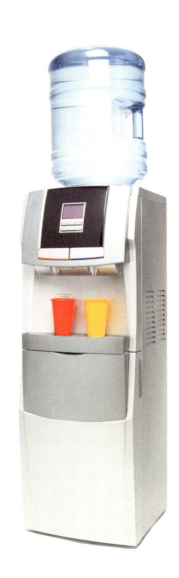

NO.6 身材消瘦的孩子，可以吃一些激发食欲的食物

孩子最近总是不愿意吃饭，食欲特别差，看着他身体一天天消瘦下去，真是不知道该怎么办。的确，孩子食欲下降，身材消瘦，会让父母万分着急。不过现在不用着急了。只要选择一些能激发孩子食欲的食物，那问题就迎刃而解了。

★ 橙子做出果汁提升食欲。

首先，橙子从颜色上能吸引孩子的眼睛。其次，它的酸味能刺激肠道蠕动，激发孩子吃东西的欲望。如果把橙子榨成鲜果汁，能很好地提升孩子的食欲，不过橙汁比较酸，最好不要空腹饮用。

★ 黄色的菠萝能提升孩子的食欲。

菠萝含有丰富的维生素B_1，能减轻身体疲劳，提升孩子的食欲。父母可以将菠萝、苹果和柠檬汁放到一起熬煮，之后夹在面包中当早餐食用。另外，还以用它同其他甜味水果搭配制作沙拉食用，味道、功效会非常不错哦！

★ 莲子虽小，但本领大。

莲子中淀粉、膳食纤维和B族维生素含量丰富，能促进消化，提升孩子的食欲。平时，父母可以用它来做粥或煲汤食用。

★ 西红柿也是提升食欲的佳蔬。

西红柿的颜色多为红色或橙黄色，鲜亮的颜色能吸引孩子的注意力，酸甜的口感比较符合孩子的口味，因而孩子也比较乐意吃。加之，它含有的苹果酸、柠檬酸等物质有开胃的功效，因此常吃西红柿能提升孩子的食欲。

爸爸妈妈注意啦！

如果将橙色食物添加到绿色食物中，强烈的颜色对比也能吸引孩子的注意力，激发孩子的食欲。

NO.7 适当加餐，掌握基本的健康准则

每到放学时间，总会看到手拿面包或牛奶等食物的家长等候，以方便孩子放学后"加餐"。加餐对孩子，尤其学龄前孩子非常有必要，但是孩子的胃容量必定有限，加餐要控制好量，同时要掌握加餐的原则，按照下面的指导原则进行，以提高加餐的效果。

★ **年龄越小加餐的量越少**。

孩子的胃是有限的，尤其年龄小的孩子，如果加餐的量太大，不但会影响胃部吸收，还会影响正餐的饮食，反而得不偿失。

★ **加餐的次数要掌握好**。

一般每天加餐两次，最好再加一次牛奶，这样算下来一天要吃4～5餐，也符合少食多餐的原则。

★ **加餐时间要掌握准**。

加餐最好在正餐之间或者晚上。不过需要根据孩子具体的特点确定加餐的时间。

★ **加餐时能量要控制好**。

三餐在饮食中所占的比例为：早餐30%，午餐35%～40%，晚餐25%，而加餐只能占据10%的能量。控制好能量摄入，才能处理好正餐和加餐的关系，让加餐达到理想的效果。

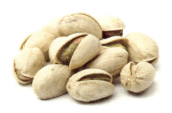

★ **加餐的食物要选对**。

加餐不是正餐，所推荐的食物也与正餐有所不同。一般来说，加餐常用的食物是面包、饼干、鸡蛋、肉松或者坚果等。如果孩子的体质较为虚弱，加餐要以利于消化为原则，可以吃一些粥、汤面或肉汤与谷物混合的食物。

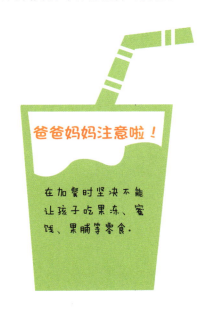

爸爸妈妈注意啦！

在加餐时坚决不能让孩子吃果冻、蜜饯、果脯等零食。

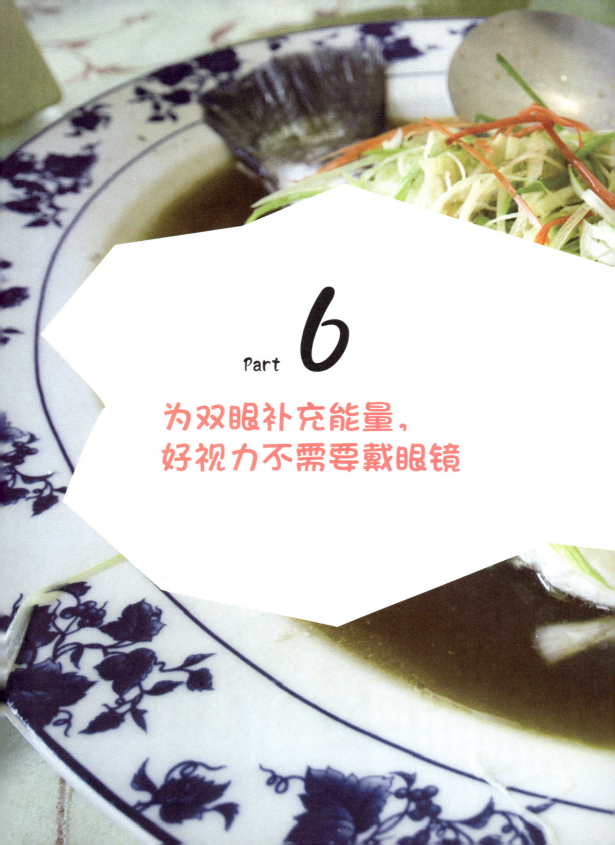

Part 6

为双眼补充能量，好视力不需要戴眼镜

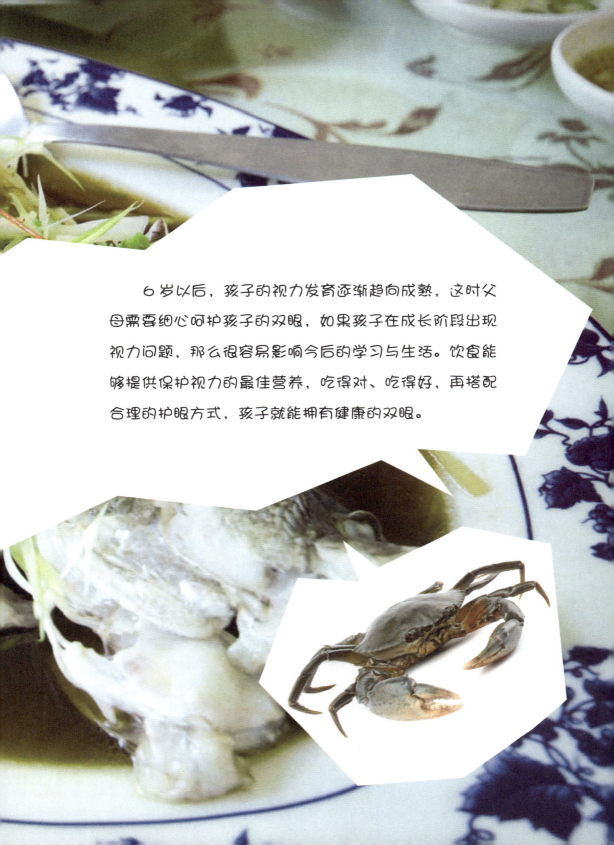

6岁以后,孩子的视力发育逐渐趋向成熟,这时父母需要细心呵护孩子的双眼,如果孩子在成长阶段出现视力问题,那么很容易影响今后的学习与生活。饮食能够提供保护视力的最佳营养,吃得对、吃得好,再搭配合理的护眼方式,孩子就能拥有健康的双眼。

NO.1 是什么在威胁孩子的视力

学校的体检报告出来了，明明的妈妈看到报告时感觉当头一棒，孩子的视力已经处在近视的边缘了。明明妈妈百思不得其解，最近已经控制孩子看电视、玩电脑了，为什么视力下降得更快了呢？下面我们就来听听营养专家是怎么解释的吧！

★ **先天因素，无法改变的视力问题。**

孩子出现视力问题，的确和先天因素有一定关系。首先，先天性的白内障，这种病症造成的视力问题是无法通过视力矫正改善的。其次，遗传因素。这里说的遗传并不是说父母近视孩子就一定会近视，这是一种相对的情况，这类孩子患近视的概率大，而且视力恶化的速度也比其他孩子更快一些。

★ **后天因素，通过纠正能控制视力恶化。**

视环境差，比如近距离用眼的环境，看电视、玩电脑、玩手机等都属于此列。此外，这些电子屏幕同周围的环境光线形成的反差也会影响孩子的视力。另外，室外活动减少也是造成视环境变差的主要原因。

用眼过度和频繁用眼也会造成视力变差。过度学习、考试等让眼睛无法彻底放松以及熬夜都会让视力变差。

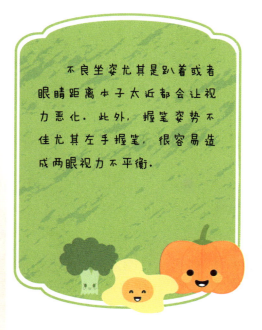

不良坐姿尤其是趴着或者眼睛距离本子太近都会让视力恶化。此外，握笔姿势不佳尤其左手握笔，很容易造成两眼视力不平衡。

NO.2 改掉不良的生活习惯,还孩子好视力

每个父母都希望自己的孩子拥有良好的生活习惯,但总是事与愿违。许多孩子的一些不良习惯会严重影响他们的身体健康,包括视力低下。既然如此,下面我们就来看看如何改掉这些不良的生活习惯吧!

改变学习方法,让眼睛获得解放

★**选择用眼少的学习方法。**

现在很多孩子除了正常的课程之外,还参加了各种辅导班,而这些在很大程度上加重了眼睛的负担。因此,为了让孩子的眼睛从中解放出来,可以选择一些用耳朵替代眼睛的学习方法,例如使用有声书籍阅读等。此外,要尽量减少辅导班的数量,要想参加可以选一些口才训练班等。

★**学习时远离不必要的电子产品。**

随着电子产品的普及,随处可见孩子拿着学习机或者 i-pad 等电子工具学习的现象。这些电子产品对眼睛的伤害是很大的,所以孩子在学习时要尽量远离这些产品。

★**学习间歇做眼部按摩很不错。**

学习时眼睛始终处于紧绷状态,课间休息时眼睛也需要休息,所以在用眼的间歇不妨做一做眼部按摩,来缓解眼睛疲劳。

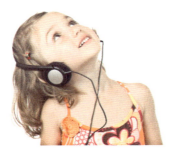

眼睛休息才能更明亮

★ 间隔一定时间让眼睛休息一次。

孩子无论是学习还是看电视，最好30~40分钟让眼睛休息10~15分钟。最好的休息方法是远眺或者闭目养神。

★ 多参加户外活动，改善视环境。

下课或者放学后，最好到户外活动，这样能让眼睛从室内近距离的环境中脱离出来，从根本上改善视环境。

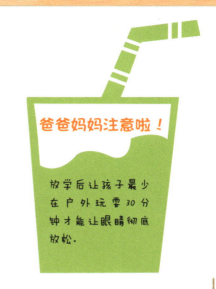

爸爸妈妈注意啦！

放学后让孩子最少在户外玩耍30分钟才能让眼睛彻底放松。

充足的光线能预防视力变差

孩子无论是在教室学习还是在家里学习，室内的光线一定要充足。不过光线也不能太强，这样会造成纸张反光，同样会伤害眼睛。

健康的饮食给孩子好视力

高糖类食物摄入过多会影响孩子的视力。因为糖类摄入过多会使血糖升高，从而降低体液的渗透压，眼球内的房水就会渗透到晶状体，从而使得晶状体变形，产生近视。这些高糖类食物包括饮料、冰激凌等。另外，不喜欢吃蔬菜的孩子吸收的维生素A比较少，视力也会下降哦！因此在生活中，父母一定要控制孩子摄入高糖类食物的量，多让孩子吃蔬菜和水果等富含维生素和矿物质的食物。

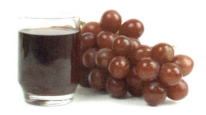

NO.3 眼病不是小病，选对预防眼病的食物

眼睛其实非常脆弱，一旦用眼不当就会诱发各种疾病，有时甚至会产生无法挽回的后果。既然如此，那如何才能提升眼睛自身的抗病能力呢？正确的用眼习惯无疑是首选，其次，饮食也能帮助眼睛提升抵抗力。下面我们就一起来看看哪些食物能帮助眼睛抵抗病毒的侵袭吧！

★ 紫色和黑色食物是眼睛天然的"保护伞"。

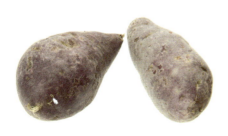

紫色或黑色食物中都含有大量花青素，且这种物质抗氧化作用非常强。当体内的自由基对组织伤害时，首当其冲的便是眼球，而紫薯中含有的花青素正好能抵抗伤害，保护眼睛，预防眼睛患上各种疾病，因此被称作天然的"护目"食品。

★ 海类蔬菜能防治急性青光眼。

海类蔬菜中含有丰富的甘露醇，这种物质有利尿的功效，能减轻眼睛的内外压，从而达到治疗急性青光眼的作用。这些蔬菜有海带、裙带菜等。

★ 维生素C能预防老年病，延缓孩子眼睛老化。

蔬果中含有的维生素C具有抗氧化作用，能很好地预防老人眼睛发生病变。而对现代以肉食为主的孩子来说，富含维生素C的蔬果能防止眼睛快速衰老哦！

除了上述这些食物外，还有很多食物能帮助身体将诱发眼睛疾病的不利因素扼杀掉，让眼睛健康又明亮。

NO.4 吃对食物，改善孩子视力模糊的现象

如果父母发现孩子看东西时总是眯眼睛，那就要提高警惕了，孩子的视力可能因为长时间用眼而变得模糊了。这种情况如果不能得到及时纠正，那很有可能变成近视哦！如何才能让孩子的视力提升呢？除了用矫正的方法外，食疗也能发挥不错的功效，下面我们就来看看哪些食物能提升孩子的视力吧。

吃这些食物能改善视力模糊

★ 黑豆能防止视力下降。

黑豆能滋补肝肾。肝肾功能增强后对孩子的眼睛也有巨大的帮助。另外，黑豆中含有的花青素这种抗氧化成分和维生素A，不但能缓解眼部的疲劳，还能防止视力持续下降。

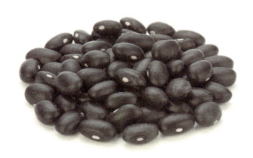

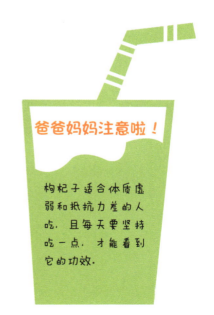

爸爸妈妈注意啦！

枸杞子适合体质虚弱和抵抗力差的人吃，且每天要坚持吃一点，才能看到它的功效。

★ **枸杞子清肝明目功效显著。**

枸杞子中含有对眼睛有益的胡萝卜素、多种维生素以及钙、铁等矿物质，加之清肝明目的功效，可以说是维持眼睛正常运转的必需食物，因此吃它能改善视力变模糊的情况。

★ **决明子防止视力下降。**

决明子含有多种维生素和氨基酸，有清肝明目、改善视力模糊的作用。父母不妨给孩子泡一杯决明子茶来缓解视力模糊的症状。

除了上述这些食物外，还有很多食物能预防视力下降，改善视力模糊，像富含维生素A、维生素C以及矿物质的食物等都有这样的功效。

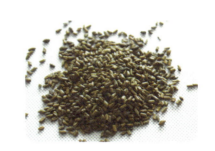

和孩子一起动手做美食吧

为了让孩子能在享受美食的同时，改善视力模糊的情况，我们为大家推荐了这样一款粥品——枸杞子粥。

★ **改善视力模糊 × 明目**

我们会用到这些：枸杞子、粳米、白糖、水。

孩子可以这样做：

a. 将粳米用水淘洗干净，放入锅内，倒入适量水，请爸爸妈妈将火打开。

b. 将枸杞子清洗干净。

爸爸妈妈登场啦：

a. 等粥煮沸后，将枸杞子放入锅内，煮成粥就可以了。

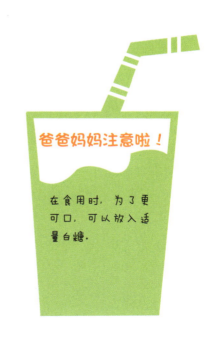

爸爸妈妈注意啦！

在食用时，为了更可口，可以放入适量白糖。

NO.5 孩子眼睛干涩，这些食物可以滋润双眼

长时间用眼，眼睛有时感到干涩、发胀，当看到孩子用力揉搓眼睛的时候，父母就要注意看看孩子的眼睛是不是处于干涩状态，一旦出现这种情况，要对症"下食"，还孩子一双滋润的双眼。下面我们就来看看眼睛干涩时，哪些食物能帮助它恢复滋润吧！

这些食物能滋润双眼

引起孩子眼睛干涩的原因有很多，像长时间玩电脑、看电视等都会引起眼睛干涩。为了缓解孩子的这一症状，最好的方法就是减少孩子接触电子产品的时间。除了这些外，父母还可以用食物帮助孩子缓解眼睛干涩症状。

★ **香蕉是缓解眼睛干涩的良果。**

香蕉中含有丰富的钾元素和β-胡萝卜素。当眼睛因为摄入过多盐分而导致红肿时，香蕉中的钾能帮助身体排出多余的盐分，让身体的钾钠处于平衡状态，缓解眼睛的不适症状。另外，β-胡萝卜素进入人体后会转化成有益眼睛的维生素A，从而缓解眼睛的干涩症状。

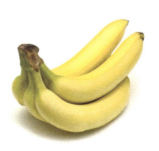

★ **橘子能很好地保护眼睛。**

橘子中富含维生素C，而此物质不但对肝脏有解毒功效，而且能够预防眼睛水晶体混浊，防止白内障的产生，同时其含有的叶黄素还能预防视力退化。

★ 蓝莓舒缓眼睛不适。

蓝莓中含有的抗氧化剂对眼睛有舒缓作用,适合眼睛疲劳、夜间视力下降和眼睛干涩的人食用。此外,它还能防止眼睛视力下降,对近视患者有一定功效。

★ 菠菜能缓解眼睛干涩。

菠菜中含有的丰富的 β-胡萝卜素进入人体后会转化成维生素 A,而维生素 A 能减缓视网膜退化,从而保护眼睛,预防眼睛干涩。

能缓解眼睛干涩症状的食物不止上述几种,富含维生素 A 以及 β-胡萝卜素的食物都有缓解眼睛干涩的作用,所以父母要经常让孩子吃一些橙黄色和深绿色的蔬果哦!

和孩子一起动手做美食吧

为了缓解眼睛干涩疲劳的症状,我们特意为大家推荐一款美味的粥品——枸杞桑葚粥。

★ 补肝肾 × 缓解眼部干涩疲劳

我们会用到这些: 枸杞子、桑葚子、山药、红枣、粳米、水。

孩子可以这样做:

a.将粳米用水淘洗干净,放入锅内,倒入适量水,请爸爸妈妈把火打开。

b.将枸杞子、桑葚子清洗干净。

c.将山药清洗干净,去掉皮。

爸爸妈妈登场啦:

a.将去掉皮的山药切成小丁。

b.等粳米煮沸后,放入山药丁、枸杞子和桑葚子搅拌均匀,熬煮成粥就可以了。

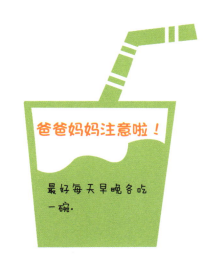

爸爸妈妈注意啦!

最好每天早晚各吃一碗。

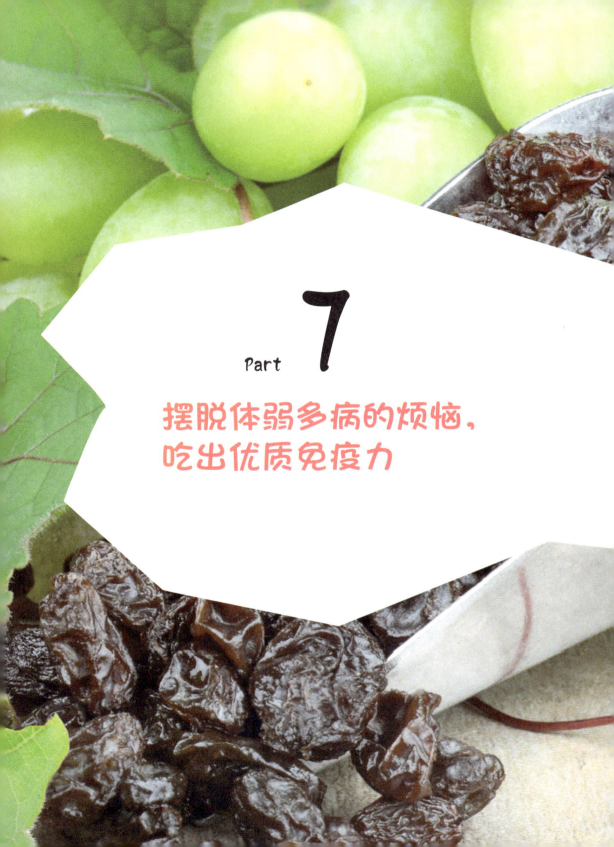

Part 7

摆脱体弱多病的烦恼，吃出优质免疫力

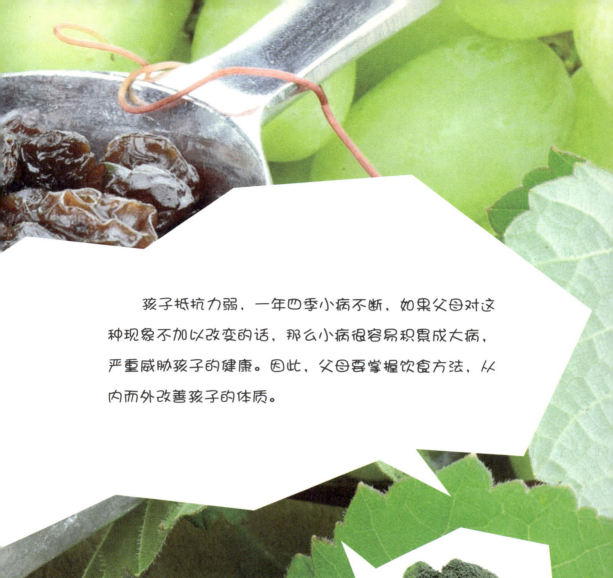

孩子抵抗力弱,一年四季小病不断,如果父母对这种现象不加以改变的话,那么小病很容易积累成大病,严重威胁孩子的健康。因此,父母要掌握饮食方法,从内而外改善孩子的体质。

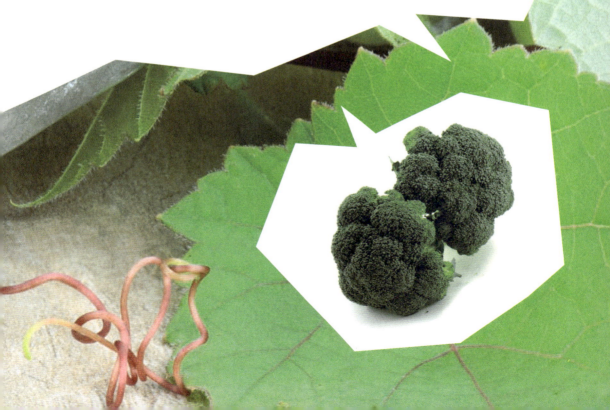

NO.1 食物是孩子最好的医生，从小养成良好的饮食习惯很重要

免疫力，换句话说也就是抵抗力，是身体的免疫系统对抗外界病毒或病菌侵害而产生的一种自我防御能力。孩子的免疫力差，除了天生免疫力缺陷外，同饮食习惯有着紧密的联系。所以父母可以通过健康的饮食习惯来提升孩子的免疫力。下面我们就来看看哪些良好的饮食习惯能提升免疫力吧！

★ **早餐不随便，免疫力会增强。**

早餐所占据的能量比例虽然不如午餐，不过它却是唤醒身体功能最为重要的一餐。一旦孩子无法从早餐中摄取足够的营养，势必会影响其身体的免疫力。因为免疫力是在健康的饮食中一点一滴积累起来的。

★ **远离甜点、零食、便利食品等食物，免疫力会更好。**

甜点、零食、便利食品等食物中饱和脂肪酸和反式脂肪酸等会引起身体发炎，让免疫力下降。所以平时在讲究

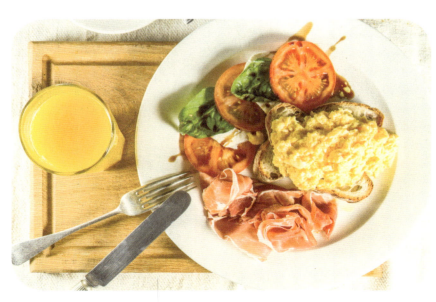

方便的同时，营养也不能少。

★ **高糖食物要少吃，免疫力才更好。**

高糖食物中的饱和脂肪酸和大量糖分会让孩子生病的概率提高。所以甜味的体验最好以天然食物为主，像新鲜水果等都能提供天然甜味，这些食物不会像加工糖类一样破坏身体的免疫力。

★ **不吃含有添加剂的食品，免疫力也能提高。**

现在很多加工食品中都含有抗生素、人工色素、漂白剂等添加剂，这些物质不但会破坏孩子的免疫力机制，长久积累下来还会对孩子的身体造成无法挽回的伤害，所以父母要减少并控制孩子吃含有这些添加剂的食物。

★ **不要乱吃补药，均衡饮食免疫力好。**

补药其实对孩子而言并不重要，有些甚至会影响身体健康，破坏身体的免疫力系统，让免疫力系统的反应变得迟钝。所以补药尤其是提高免疫力的补药最好不要吃，只要养成健康的饮食习惯就能在一定程度上提升身体免疫力，让身体免受病毒侵袭。

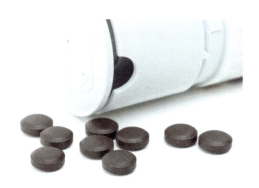

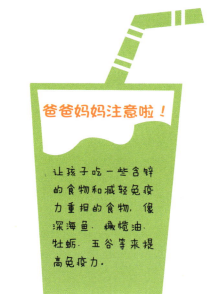

爸爸妈妈注意啦！

让孩子吃一些含锌的食物和减轻免疫力重担的食物，像深海鱼、橄榄油、牡蛎、五谷等来提高免疫力。

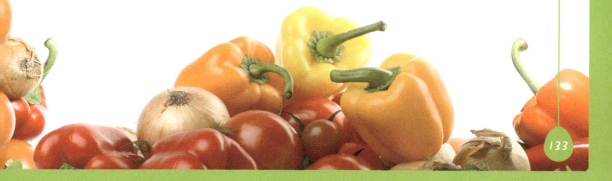

NO.2 吃一些抗菌杀菌的食物，增强身体抗病能力

其实，生活中一些孩子经常吃的食物就能达到杀菌抗菌的功效，只是父母浑然不知。常吃这样的食物对孩子的身体大有益处，这些食物中的某些元素能杀死身体内的有害病菌，从而提升孩子的免疫力。接下来我们就来认知一下这些食物。

★ **葱白、大蒜、洋葱等能抑制细菌生长。**

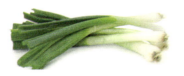

葱白和大蒜中含有能抑制葡萄球菌、链球菌和皮肤真菌等病菌的广谱杀菌素。一旦孩子出现了上呼吸道感染或者肠炎等疾病，可以在餐饮中适当添加这些食物，对恢复健康是很有帮助的。

★ **生姜对皮肤细菌很有效。**

生姜中的有益成分能提升溶菌酶活性，调节细胞的免疫能力，对人体皮肤和指甲所感染的细菌有很好的抑制作用。

★ **茴香能治疗细菌性腹泻。**

茴香中富含的茴香醚能抑制大肠杆菌、痢疾杆菌和变形杆菌等病菌，能预防和治疗多种腹泻性疾病。

★ **马齿苋和蒲公英等也能抗菌消炎。**

马齿苋和蒲公英等含有的天然抗生素，对大肠杆菌、痢疾杆菌等具有抑制功效，能改善腹痛、呕吐和恶心等病症，不仅如此，它们对减轻皮肤红肿和毛囊炎也有不错的功效。

★ **圆白菜和黄瓜也是不错的杀菌蔬菜。**

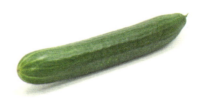

圆白菜和黄瓜对各种溃疡有明显的愈合作用，能够促进创伤愈合，对胃溃疡、口腔溃疡、牙龈感染等有很好的治疗功效，两者制作成汁液效果最佳。

抗菌杀菌的食物其实有不少，除了上述这些食物外，在对抗病菌的时候，父母不妨让孩子吃一些青蒜、蒜苗、油菜、芦根等，这些食物也可以达到杀菌抗菌的功效。

NO.3 润肺的食物能改善呼吸系统，减少呼吸疾病的困扰

天气干燥的春秋季节是呼吸系统疾病高发的季节，而呼吸系统中最为主要的器官就是肺。一旦它受到伤害，就会出现呼吸困难的现象，进而影响身体健康。那有什么食物能滋润肺部呢？下面我们就来为大家推荐几款。

★ **雪梨是止咳润肺首选。**

雪梨含有大量水分、维生素和矿物质元素，有生津润肺和清热化痰的作用，对肺部有很好的保养作用，所以说是润肺首选食物。冰糖雪梨羹是不错的润肺去燥美食，而且口感甘甜，很适合孩子食用。

★ **蜂蜜能滋养和润燥。**

蜂蜜中含有果糖、葡萄糖以及无机盐等对身体有益的成分，且中医上说，它进入人体时要经过肺部，所以有滋养、润燥和解毒的作用。早上用温凉水稀释一茶匙蜂蜜后饮用，能达到润肺的效果。

★ **咳嗽时吃一些白萝卜很不错。**

白萝卜中含有的芥子油、纤维素等有益成分不但能提升食欲，还有止咳化痰的功效。当孩子扁桃体发炎、声音嘶哑、咽喉疼痛时，不妨让孩子吃一些白萝卜缓解上述症状。

★ **柚子是不错的润肺水果。**

柚子属性寒凉，含有维生素 C 和类胰岛素等营养元素，不但能健脾胃，润肠通便，还有润肺去燥的功效。在吃柚子时，父母不妨把柚子制作成柚子蜜茶，每天用水冲服两次饮用就可以了。

★ **莲藕是润肺清热的好蔬菜。**

莲藕汁液丰富，含有多种有益元素，有健胃开脾、润肺清热、利尿的作用。平时可以将猪瘦肉、绿豆和莲藕放到一起煲汤喝，功效很不错的哦！

另外，枇杷、葡萄、银耳、丝瓜等也有润肺的作用。

NO.4 让血液循环保持畅通，将营养运送到身体的每个角落

血液在身体内循环往复，触及身体的每个角落，在为身体输送营养的同时，将废弃物运走，可以说是身体无法离开的一份子。科学的饮食能让血液时刻保持通畅，哪些食物具有这样的功效呢？

★ **核桃是守护心血管的"尖兵"。**

核桃中含有的不饱和脂肪酸能有效缓解和预防心血管疾病。它含有的维生素E有抗氧化的作用，能降低血液中胆固醇的含量，增加血管的弹性，降低患心血管疾病的危险，所以经常让孩子吃一些核桃等坚果是非常不错的。

★ **橄榄油能让血液流动畅快。**

橄榄油中含有大量不饱和脂肪酸，能让血液中低密度蛋白的含量降低，帮助血液保持畅通状态。

★ **黑芝麻能维持血管弹性。**

黑芝麻中含有大量不饱和脂肪酸和亚油酸，有预防动脉硬化的作用，能够维持血管正常的弹性，让血液快速流动。需要注意的是，吃黑芝麻时要将它咀嚼碎才能获得其中的有益成分。

★ **海带能预防血管阻塞。**

海带中的有益成分能有效阻止胆固醇和脂类的聚集，预防动脉硬化，减少心血管疾病的发生。

★ **小小黑木耳守护血管健康。**

黑木耳中含有腺嘌呤核苷，此物质对血栓的形成有阻碍作用，因此有预防动脉粥样硬化的作用。将黑木耳浸泡干净，用洋葱凉拌后食用对心血管极为有利。

保护血管的食物不止上述这几种，还有很多食物对心血管非常有益，像菠菜、玉米等都是这类食物。

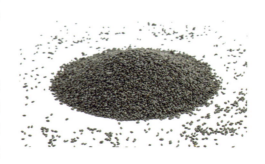

NO.5 心脏是身体的核心，多吃一些保护心脏的食物

心脏是人体的发动机，一旦出了问题往往比较严重，所以为了让心脏强劲有力，一定要让孩子吃一些保护心脏的食物。下面就来看看哪些食物是守护心脏的佳品吧！

★ **三文鱼维持心脏跳动的节奏。**

三文鱼中含有大量的 ω-3 脂肪酸，能维持心脏跳动的节奏，同时每周吃 2～3 次深海鱼，能降低心脏病死亡率。

★ **豆类保护心脏，是摄入优质蛋白的来源。**

豆类中含有大量的 ω-3 脂肪酸和可溶性纤维，能够降低坏胆固醇水平，保护心脏，而且是摄入优质蛋白质的来源。豆类中豆腐和豆浆等都是不错的选择。

★ **燕麦对心脏的益处多多。**

燕麦作为粗粮，含有 ω-3 脂肪酸、叶酸以及钾元素等，这些物质对保护心脏大有益处。父母在给孩子准备早餐时，不妨来一碗燕麦粥哦！

★ **杏仁能降低心脏病发病率。**

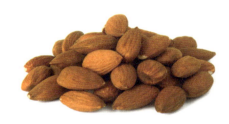

杏仁能预防血小板凝聚，每周吃一次，能让心脏病的发病率降低 25%。父母在给孩子制作沙拉时，不妨放一些小块的杏仁，在增加口感的同时也能提供营养。

★ **螃蟹对心脏比较有益。**

螃蟹作为常见海鲜，含有大量的蛋白质、ω-3 脂肪酸以及钙、铁、磷等矿物质，加之热量低，饱和脂肪酸少，食用后不会对心脏造成伤害。不过身材肥胖的孩子最好不要吃。

除了上述这些食物外，孩子可以每天吃一些核桃、腰果等坚果，也可以吃一些鲑鱼等鱼类，这些对心脏都是非常不错的。

NO.6 吃富含膳食纤维的食物，有效改善孩子的肠胃功能

膳食纤维在肠道内不能被消化和吸收，不过它能吸收大量的水分，增加粪便量，促进肠道蠕动，加速粪便排出体外，从而降低肠道内的不良刺激，改善肠胃功能。下面我们就来看看哪些食物中含有膳食纤维，能改善肠胃功能吧！

★ **竹笋对食欲不振有很好的功效。**

竹笋中含有大量的膳食纤维，对胃口不佳、食欲不振和大便秘结有很好的缓解作用。平时父母不妨用竹笋为孩子做一些美食。

★ **红薯促进肠道蠕动，改善肠胃功能。**

红薯中含有的膳食纤维具有促进肠胃蠕动、预防便秘，从而达到改善肠胃功能的作用。红薯可以清洗干净直接蒸熟吃，这种方法简单、功效也最好。

★ **茄子、芹菜、菜花等蔬菜含有大量的膳食纤维。**

茄子虽然在炒熟后变得软软的，但它的膳食纤维含量最为丰富，在改善肠胃功能方面效果也最好了。芹菜的膳食纤维能促进胃部消化，缩短粪便在肠道内的逗留时间，达到预防便秘和保胃的作用。

★ **牛蒡等根茎类蔬菜也含有膳食纤维。**

牛蒡中含有大量膳食纤维，能促进肠胃的蠕动，将粪便排出体外，加之它能降低体内胆固醇的含量，将体内的毒素运转出体外，从而达到降低患胃癌的风险。

★ **无花果等水果也能改善肠胃功能。**

无花果中膳食纤维的含量极其高，240克无花果中的膳食纤维含量就高达6.6克，不仅如此，它还含有苹果酸、柠檬酸、脂肪酶等促进消化的营养元素，所以常吃一些无花果不但能提升食欲、润便通畅，还能健脾胃哦。

除了上述这些食物外，豆类中膳食纤维的含量也很丰富，父母可以将豆子研磨后制作成豆饼或者其他美食让孩子享用，依然能起到改善肠胃功能的作用。

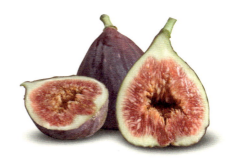

NO.7 粗粮养出精细的皮肤，健康肌肤更容易抵挡外界侵害

我们的身体时刻都在与外界接触，很有可能会受到外部病毒的侵袭。当抵抗外部病毒的屏障——皮肤不能正常工作时，人体就会受到外界病毒的侵害。所以只有皮肤健康了，身体的免疫力才能真正得到提升哦！要想改善皮肤状态，提升抵抗病毒能力，不妨让孩子多吃一些粗粮，下面我们就为大家介绍几种能养出精细皮肤的粗粮。

★ 薏米让肌肤光泽细腻。

薏米富含的维生素E能让肌肤变得光泽细腻，改善肌肤的颜色。同时，它在治疗因病毒而导致的赘疣方面功效显著。所以父母不妨将薏米同一些温补的食物一起煲汤。此外，还可以把它熬成粥让孩子喝。

★ 燕麦让肌肤白里透红。

燕麦中含有大量抗氧化剂，能阻挡自由基对皮肤细胞的伤害，让肌肤保持光泽弹性。它含有的燕麦蛋白能很好地预防皮肤过敏。另外，燕麦还有美白祛斑的功效。所以为了让孩子拥有良好的肌肤，父母不妨多用燕麦为孩子制作一些美食，像燕麦绿豆百合粥等。

★ 绿豆能防止皮肤被晒伤。

绿豆中含有的鞣质成分能延缓肌肤衰老，加之绿豆具有清热解毒的作用，能很好地抵抗因炎症或上火而引起的痘痘，所以夏季让孩子多喝一些绿豆汤是不错的选择。

★ 高粱能让肌肤嫩白。

高粱在健脾益胃、充饥养身方面功效显著。它虽然看上去非常粗犷，不过在排毒、抗皱和嫩肤方面却有着不俗的表现。因为高粱口感粗糙，所以最好把它磨成粉或做成高粱羹食用。

除了上述这些粗粮外，像玉米、小米等都有不错的健肤功效，比较适合孩子食用。

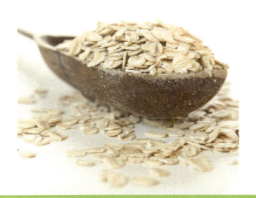

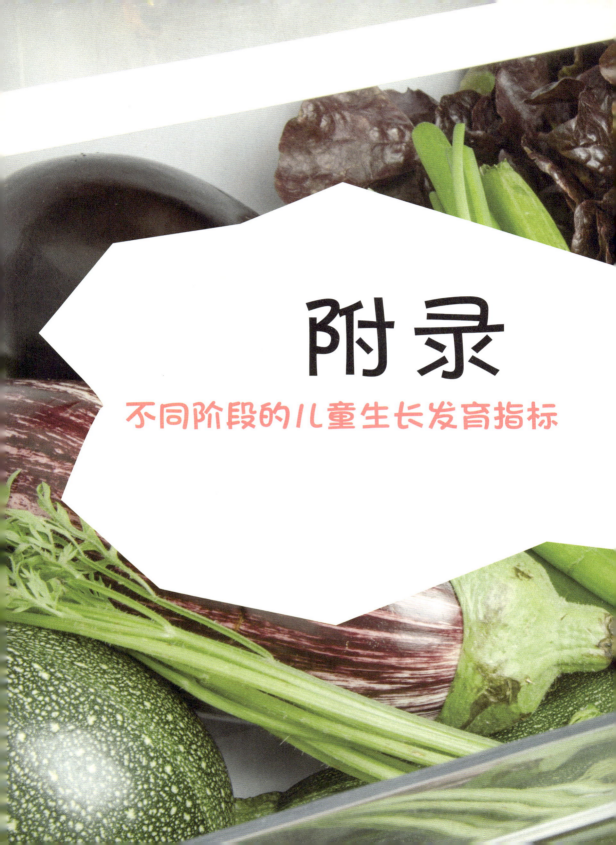

附录

不同阶段的儿童生长发育指标

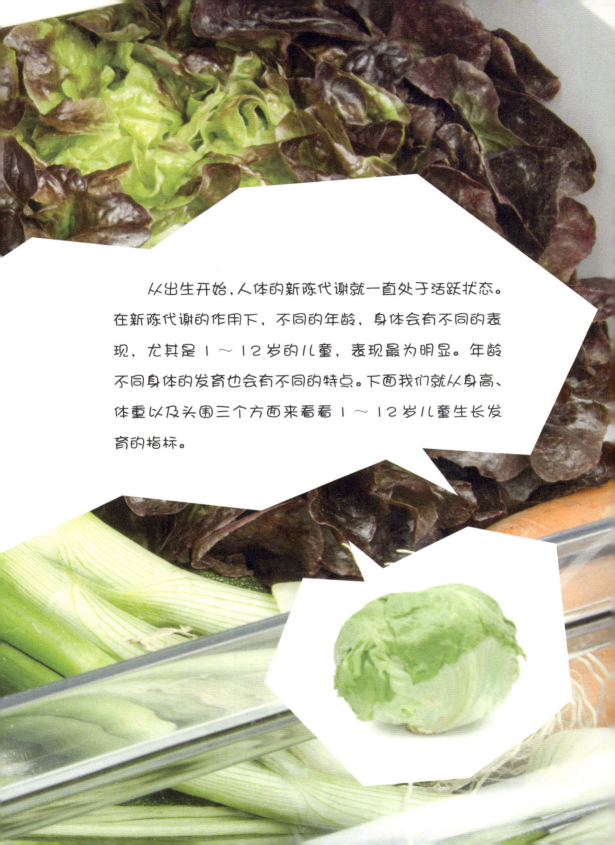

从出生开始，人体的新陈代谢就一直处于活跃状态。在新陈代谢的作用下，不同的年龄，身体会有不同的表现，尤其是1~12岁的儿童，表现最为明显。年龄不同身体的发育也会有不同的特点。下面我们就从身高、体重以及头围三个方面来看看1~12岁儿童生长发育的指标。

NO.1 1~6岁，儿童生长发育指标对照表

年龄不同，身高的差异居然这么大

★ 1~6岁男孩身高（长）标准值（厘米）。

表1 1~6岁男孩身高（长）标准值（厘米）一览表

年龄	-3SD	-2SD	-1SD	中位数	+3SD	+2SD	+1SD
1岁	68.6	71.2	73.8	76.5	79.3	82.1	85.0
2岁	78.3	81.6	85.1	88.5	92.1	95.8	99.5
3岁	86.3	90.0	93.7	97.5	101.4	105.3	109.4
4岁	92.5	96.3	100.2	104.1	108.2	112.3	116.5
5岁	98.7	102.8	107	111.3	115.7	120.1	124.7
6岁	104.1	108.6	113.1	117.7	122.4	127.2	132.1

注：1. SD：标准差的英文缩写。
2. 中位数：样本、种群、概率分布中的一个数值，作用是将数值集合划分成相等的上下两个部分。

★ 1~6岁女孩身高（长）标准值（厘米）。

表2 1~6岁女孩身高（长）标准值（厘米）一览表

年龄	-3SD	-2SD	-1SD	中位数	+3SD	+2SD	+1SD
1岁	67.2	69.7	72.3	75.0	77.7	80.5	83.4
2岁	77.3	80.5	83.8	87.2	90.7	94.3	98.0
3岁	85.4	88.9	92.5	96.3	100.1	104.1	108.1
4岁	91.7	95.4	99.2	103.1	107.0	111.1	115.3
5岁	97.8	101.8	106.0	110.2	114.5	118.9	123.4
6岁	103.2	107.6	112.0	116.6	121.2	126.0	130.8

年龄不同，体重也随之改变

★ 1～6岁男孩体重标准值（千克）。

表3 1～6岁男孩体重标准值（千克）一览表

年龄	-3SD	-2SD	-1SD	中位数	+3SD	+2SD	+1SD
1岁	7.21	8.06	9.00	10.05	11.23	12.54	14.00
2岁	9.06	10.09	11.24	12.54	14.01	15.67	17.54
3岁	10.61	11.79	13.13	14.65	16.39	18.37	20.64
4岁	12.01	13.35	14.88	16.64	18.67	21.01	23.73
5岁	13.50	15.06	16.87	18.98	21.46	24.38	27.85
6岁	14.74	16.56	18.71	21.26	24.32	28.03	32.57

★ 1～6岁女孩体重标准值（千克）。

表4 1～6岁女孩体重标准值（千克）一览表

年龄	-3SD	-2SD	-1SD	中位数	+3SD	+2SD	+1SD
1岁	6.87	7.61	8.45	9.40	10.48	11.73	13.15
2岁	8.70	9.64	10.70	11.92	13.31	14.92	16.70
3岁	10.23	11.36	12.65	14.13	15.83	17.81	20.10
4岁	11.62	12.93	14.44	16.17	18.19	20.54	23.30
5岁	12.93	14.44	16.20	18.26	20.66	23.50	26.87
6岁	14.11	15.87	17.94	20.37	23.27	26.74	30.94

年龄不同,头围也在变化之中

★ 1~6岁男孩头围标准值(厘米)。

表5 1~6岁男孩头围标准值(厘米)一览表

年龄	-3SD	-2SD	-1SD	中位数	+3SD	+2SD	+1SD
1岁	42.6	43.8	45.1	46.4	47.7	49.1	50.5
2岁	44.6	45.9	47.1	48.4	49.8	51.1	52.5
3岁	45.7	47.0	48.3	49.6	50.9	52.2	53.5
4岁	46.5	47.8	49.0	50.3	51.6	52.9	54.2
5岁	47.2	48.4	49.7	51.0	52.2	53.6	54.9
6岁	47.8	49.0	50.2	51.5	52.8	54.1	55.4

★ 1~6岁女孩头围标准值(厘米)。

表6 1~6岁女孩头围标准值(厘米)一览表

年龄	-3SD	-2SD	-1SD	中位数	+1SD	+2SD	+3SD
1岁	41.5	42.7	43.9	45.1	46.5	47.8	49.3
2岁	43.6	44.8	46.0	47.3	48.6	50.0	51.4
3岁	44.8	46.0	47.3	48.5	49.8	51.2	52.6
4岁	45.7	46.9	48.1	49.4	50.6	52.0	53.3
5岁	46.3	47.5	48.7	50.0	51.3	52.6	53.9
6岁	46.8	48.0	49.2	50.5	51.8	53.1	54.4

NO.2 7~12岁，儿童生长发育指标对照表

表7 7~12岁儿童身高、体重标准值一览表

年龄	男孩		女孩	
	体重（千克）	身高（厘米）	体重（千克）	身高（厘米）
7岁	19~25	115	19~24	115
	21~27	120	21~26	120
	23~29	125	23~28	125
	25~31	130	24~30	130
	27~34	135	26~33	135
8岁	22~28	120	21~27	120
	23~30	125	23~29	125
	25~33	130	25~32	130
	27~35	135	27~34	135
	29~38	140	29~37	140
9岁	24~31	125	23~30	125
	26~33	130	25~33	130
	28~36	135	27~35	135
	30~39	140	30~39	140
	32~41	145	32~42	145

（续表）

年龄	男孩		女孩	
	体重（千克）	身高（厘米）	体重（千克）	身高（厘米）
10岁	26～34	130	26～34	130
	28～37	135	28～37	135
	30～40	140	30～39	140
	32～42	145	32～42	145
	35～46	150	35～45	150
11岁	29～39	135	29～39	136
	31～41	140	31～42	141
	33～44	145	34～45	146
	36～47	150	36～48	151
	38～50	155	38～51	156
12岁	32～42	140	33～44	142
	34～45	145	35～47	147
	37～48	150	38～50	152
	39～52	155	40～53	157
	42～55	160	43～57	162